LA

SURFACE DE SECTION DES PLAIES

FAITES EN VUE

DE L'EXTRACTION DE LA CATARACTE ET DE L'IRIDECTOMIE

PAR

Le Docteur MARC LANDOLT

ANCIEN EXTERNE DES HÔPITAUX ET DE LA CLINIQUE OPHTALMOLOGIQUE DE LA FACULTÉ
MÉDAILLE DE BRONZE DE L'ASSISTANCE PUBLIQUE

PARIS

G. STEINHEIL, ÉDITEUR

2, RUE CASIMIR-DELAVIGNE, 2

1905

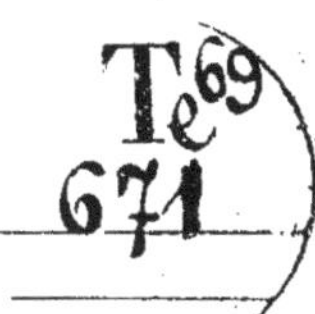

LA
SURFACE DE SECTION DES PLAIES

FAITES EN VUE

DE L'EXTRACTION DE LA CATARACTE
ET DE L'IRIDECTOMIE

PAR

Le Docteur MARC LANDOLT

ANCIEN EXTERNE DES HÔPITAUX ET DE LA CLINIQUE OPHTALMOLOGIQUE DE LA FACULTÉ
MÉDAILLE DE BRONZE DE L'ASSISTANCE PUBLIQUE

PARIS

G. STEINHEIL, ÉDITEUR

2, RUE CASIMIR-DELAVIGNE, 2

1905

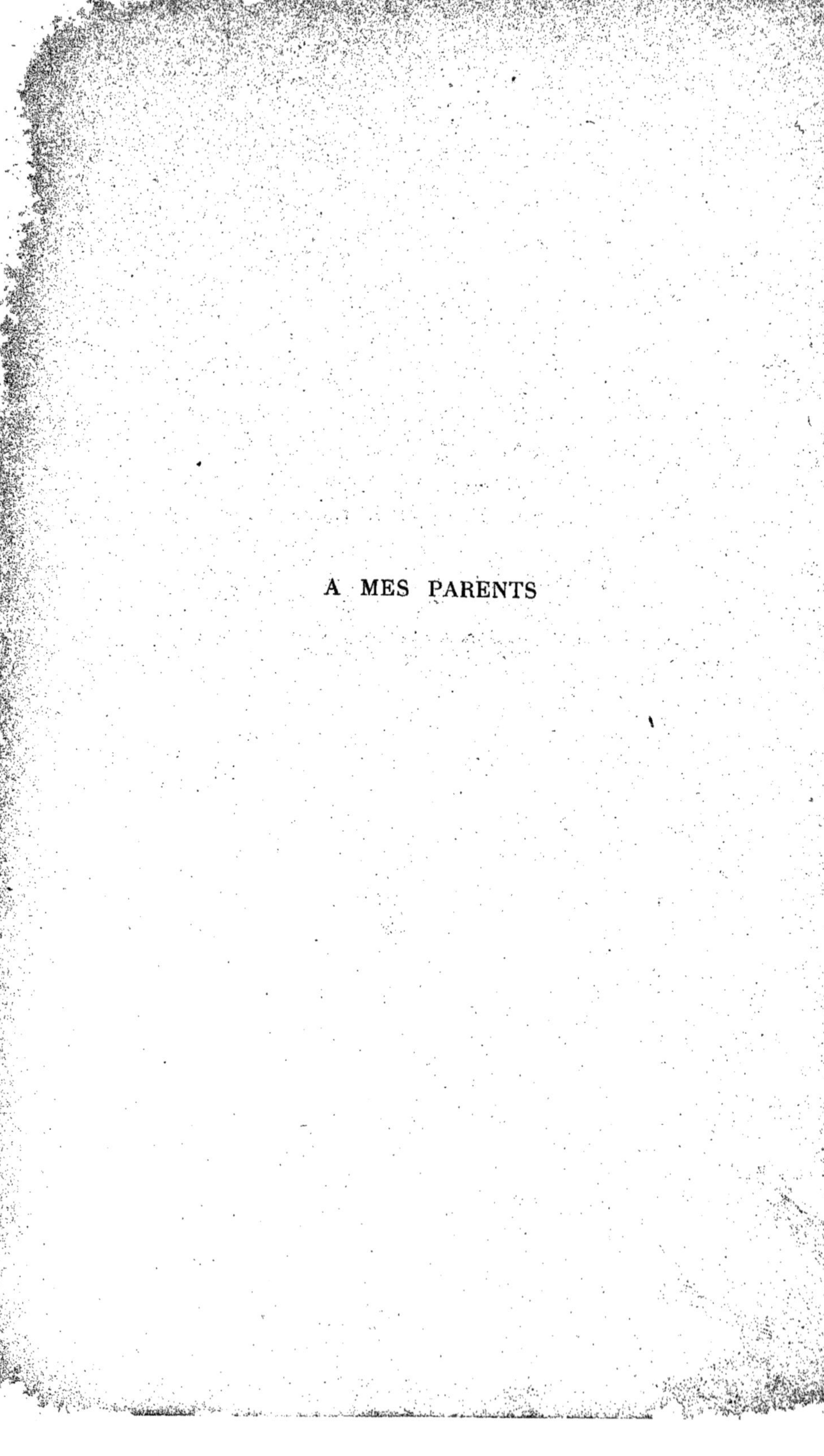

A MES PARENTS

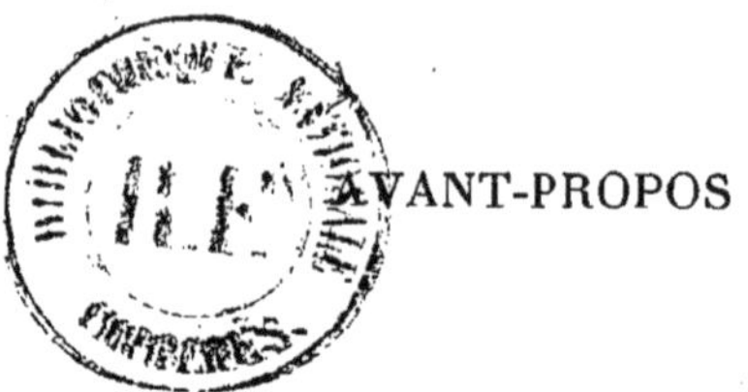

AVANT-PROPOS

Si je tiens, en tête de ce travail, à présenter à mes maîtres l'hommage de ma gratitude, ce n'est certes pas pour me plier à l'usage ; mais je ne puis, sans émotion, me rappeler les quelques années, les plus belles de ma vie, qui viennent de s'écouler ; partout où je me suis adressé, j'ai reçu l'accueil le plus touchant, tous tenant à faire éprouver au fils l'amitié qu'ils portent au père.

Le premier nom que je doive citer est celui de M. le professeur Paul Berger. Son service de clinique, alors à la Pitié, est le premier service hospitalier où il m'ait été donné d'entrer. Une aussi belle école ne pouvait me donner que d'excellents principes ; j'en garderai toujours le souvenir, puissé-je en garder aussi l'empreinte.

J'ai fait une première année d'externat chez le professeur Panas. C'était la dernière qu'il passait à l'Hôtel-Dieu, et je considère comme un grand bonheur d'avoir encore pu recueillir l'enseignement de cet esprit érudit, et encore si vivant malgré sa cruelle maladie.

Deux années presque entières à l'hôpital Saint-Antoine, dans le service où M. le docteur Charles Monod prodiguait sa science et son activité, me permirent d'apprécier chez ce chirurgien l'homme autant que le maître ; je garde autant de respect pour le premier que de reconnaissance au second.

A côté de lui, M. le docteur Arrou a droit à tous mes

remerciements ; grâce à eux, et aussi à l'enseignement amical de M. le docteur Bonnel, alors interne de M. Monod, j'ai pu profiter amplement de toutes les ressources de ce service si chargé.

Je ne regrette du temps passé à l'Hôtel-Dieu chez M. le professeur Brissaud, à la Pitié chez M. le docteur A. Robin, que sa courte durée. Je les prie d'agréer ma gratitude pour leur enseignement d'abord, puis pour l'intérêt qu'ils n'ont cessé de me témoigner.

Une science très étendue, basée sur le solide fondement de travaux remarquables, une haute compréhension de la mission du médecin, font de M. le professeur Dejerine un des maîtres dont le souvenir me restera le plus cher. Je le remercie, ainsi que Mme Dejerine, de l'accueil que j'ai reçu tant à la Salpêtrière qu'à leur foyer.

M. le docteur Maygrier m'ouvrit son service de la Charité avec une amabilité que je n'oublierai pas. Il appartient à ces médecins dont le cœur égale la science, et qui donnent à leurs élèves plus que leur enseignement, leur exemple.

Merci aussi à tous les autres, maîtres plus jeunes, camarades plus âgés, que j'ai pu rencontrer au cours de mes études. Je ne veux en nommer aucun, leur nombre est trop grand. Je suis sûr que les occasions ne me manqueront pas de leur exprimer de vive voix toute ma gratitude.

Deux noms cependant dominent mes études. Mon père, d'abord que je vois au travail depuis si longtemps, et que j'admire toujours plus depuis que je puis travailler à son côté. Tout ce que je lui dois ne saurait s'exprimer. Il me sera toujours un vivant exemple d'activité, de clarté dans le jugement, et de probité scientifique ; puissé-je être digne de lui. C'est enfin M. le professeur de Lapersonne, qui a bien voulu me garder ces deux dernières années dans son service d'ophtalmologie. Également à l'aise dans tous les domaines de la science médicale, il fait de son enseignement l'un des plus fructueux qui se puissent entendre.

Il n'a cessé de me faire éprouver sa grande bonté ; il me fait encore l'honneur de présider cette thèse. Je le prie d'agréer ici l'expression de mes sentiments de respect, de reconnaissance, et, s'il le permet, de sincère affection.

INTRODUCTION

Il ne saurait entrer dans notre programme d'étudier tout ce qui a été écrit sur l'opération de la cataracte, ni même toutes les incisions qui ont été proposées, depuis que l'abaissement fut remplacé par l'extraction. Nous avons été obligé de nous limiter à un point spécial, notre titre ne promet pas plus.

Nous nous permettons de croire cependant que les conclusions à tirer de ce travail ne seront pas purement théoriques, car dans une intervention aussi délicate où, plus que partout ailleurs, la première intention est nécessaire à cause du but optique, tout détail peut avoir son importance.

L'exemple de nos deux maîtres, qui cherchent toujours à se rendre un compte exact de ce qu'ils font, nous confirme dans cette idée.

Nous avons eu la rare bonne fortune de rencontrer chez eux des principes chirurgicaux identiques, non seulement dans les idées directrices, mais même dans le détail ; et quand nous avions entendu l'un nous recommander de ne jamais faire deux choses à la fois : « Il s'agit de rendre au malade la vue pour le reste de ses jours, n'essayons pas de gagner des minutes en un moment aussi décisif » ; l'autre nous faisait la même recommandation en une phrase concise et expressive : « N'escamotez jamais vos opérations. »

Il serait oiseux d'insister longuement sur les différences qui séparent les conditions actuelles de la chirurgie de ce qu'elles

étaient autrefois, grâce aux deux grandes découvertes qui ont
contribué à remanier si complètement la pratique des opérations : la notion des germes pathogènes d'abord, et l'antisepsie
et l'asepsie qui en sont les conséquences ; puis l'emploi des
anesthésiques généraux et locaux.

Si la sécurité quasi absolue qu'elles procurent a donné un
essor inouï à la chirurgie, elle a créé aussi un nombre infini de
chirurgiens ; et alors que jadis la personnalité, le tempérament,
l'habileté, décidaient de la vocation, aujourd'hui chacun peut
opérer, et obtient des résultats souvent meilleurs que ceux des
anciens maîtres.

L'importance du manuel opératoire a, par suite, considérablement diminué, la chose est certaine. Ce serait cependant une
grave erreur que de la méconnaître complètement ; et dans
notre chirurgie oculaire, en particulier pour ce qui est de l'opération qui nous occupe, elle est encore très grande.

Pour l'extraction de la cataracte, qui intéresse tant de tissus
divers et si faciles à infecter, l'asepsie apporte un secours ines-
timable, pour le plus grand bien des malades, et des oculistes ;
mais il ne faut pas perdre de vue les deux points suivants : le
champ opératoire (culs-de-sac, bords palpébraux, orifices lacry-
maux) est, quoi qu'on fasse, impossible à aseptiser d'une façon
complète ; et l'on peut dire que le chirurgien qui fait par
exemple une kélotomie, ou qui opère une appendicite à froid,
jouira d'une sécurité absolue, alors que l'oculiste, même s'il est
sûr de lui-même, de ses aides, de ses instruments, de ses solu-
tions, n'aura jamais la certitude d'opérer sur un champ asep-
tique ; allons plus loin : il sera toujours sûr du contraire.

Puis, dans la grande chirurgie, l'anesthésie générale sup-
prime presque complètement le facteur « malade » ; le spécia-
liste, lui, en opérant une cataracte, doit compter avec le caractère, et même l'intelligence de son malade qui n'est anesthésié
que physiquement et encore incomplètement, et s'il jouit d'inap-

préciables avantages dont se passaient les anciens, le *cito, tuto et jucunde* de ceux-ci a gardé pour lui toute sa valeur.

Nous avons pratiqué, sur un très grand nombre d'yeux humains, les principales incisions préconisées jusqu'à ce jour, de façon à nous rendre compte des surfaces de section en les colorant à la fluorescine, ainsi qu'un certain nombre de plaies variées, observant les aspects qu'elles donnaient ; nous n'en parlons pas longuement au cours de cette étude, nous contentant de nous en inspirer.

Des coupes faites parallèlement à l'iris nous donnèrent les tranches des plaies simples. Quelques lapins nous ont permis d'étudier la cicatrisation tant des plaies défectueuses que des lambeaux conjonctivaux.

Enfin toute une série de préparations provenant d'yeux opérés par M. Rochon-Duvigneaud et montées par M. le docteur Bouzitat, de Bourges, nous ont apporté un autre champ d'étude. Elles sont d'autant plus intéressantes que les sections cornéennes ont été faites sans idée préconçue et dans un but tout différent du nôtre. Nous adressons ici tous nos remerciements à M. Rochon-Duvigneaud pour les explications qu'il a bien voulu nous donner, et à M. Bouzitat pour l'empressement avec lequel il a mis à notre disposition ses préparations. Nous en reproduisons quelques-unes avec leur autorisation.

Nous n'avons pas voulu donner à la partie géométrique de cette étude une importance inutilement grande ; malgré toute la précision qu'il convient de donner à la plaie, il ne faut pas aller trop loin dans la voie des calculs.

PREMIÈRE PARTIE

ÉTUDE GÉOMÉTRIQUE ET TOPOGRAPHIQUE
DES PLAIES

Les plaies faites en vue de l'opération de la cataracte doivent remplir un certain nombre de conditions : laisser passer le cristallin avec le minimum possible de traumatisme, afin d'éviter tout accident immédiat ; revenir ensuite sur elles-mêmes et se coapter au mieux, afin de se trouver dans les conditions les plus favorables à la cicatrisation. Ne risquant ainsi aucune complication tardive, elles assureront en même temps la réalisation de la fin poursuivie, le résultat optique le meilleur.

Un des premiers points à envisager sera évidemment *la dimension*. On ne doit pas avoir à faire d'efforts d'expulsion trop grands, sous peine de voir la cataracte se luxer, la zonule se rompre et laisser s'écouler le corps vitré.

Outre la longueur, d'un angle à l'autre, de l'incision, qui doit être en rapport avec le diamètre de la lentille, il y a la plus ou moins grande facilité avec laquelle la plaie bâille pour livrer passage à *l'épaisseur* du noyau.

Puis sa *situation* et sa *forme* doivent être telles que le cristallin n'ait pas à exécuter de trop grands mouvements entre sa loge naturelle et l'extérieur. Si l'on exige de lui une rotation quelque peu étendue autour de son axe transversal, pour sortir par une plaie trop cornéenne, ou autour de son axe vertical, pour s'adapter à une plaie excentrique ou oblique, on court encore les mêmes risques.

De plus, dans tous ces cas, il faut compter avec le traumatisme que subit la plaie elle-même du fait d'un accouchement laborieux ; la compression et les tiraillements dont sont victimes l'iris, ou les deux bords du colobome, suivant que l'on pratique ou non l'iridectomie.

Le cristallin sorti, il importe que la coaptation soit telle que les variations de pression inévitables ne fassent pas bâiller intempestivement la plaie, et ne causent par là un retard plus ou moins grand à la cicatrisation avec toutes les graves complications que l'on sait, en premier lieu l'infection, à laquelle l'œil reste plus longtemps exposé.

Pour cela la plaie doit affecter avec le globe un certain nombre de rapports, dépendant de la forme et de l'élasticité de l'œil.

Les tissus qu'intéresse l'incision ont aussi leur importance au point de vue de la fermeture rapide, de même enfin que la netteté de la section, car c'est un principe général en chirurgie que « s'il est vrai qu'un tissu sain se défend vaillamment, il n'en est plus de même s'il est contus, déchiqueté ». (Aug. Reverdin.)

Toutes ces questions ont fait le sujet d'études nombreuses et approfondies, et nous ne nous en occuperons qu'incidemment ; mais nous n'avons vu exprimer que très rarement la notion que la sphère creuse que l'on attaque a une certaine *épaisseur*, et nous n'avons trouvé que peu de mots consacrés à la *tranche* obtenue, et aux différences qui peuvent exister entre la plaie visible, superficielle, et celle qui ouvre véritablement l'œil, la plaie profonde, celle que nous appellerons la *plaie utile*.

Bien des discussions oiseuses pourtant et bien des expériences funestes pour les malades eussent été évitées par quelques notions de géométrie dans l'espace.

Ce n'est pas que l'attention des anciens auteurs n'ait pas été attirée du tout par ces détails ; Daviel, tout le premier, avait parlé du « biseau » qu'il obtenait, et qu'il regarda plus tard comme un grave inconvénient. Guépin, de Nantes (1847), Petrequin, parlent aussi de ce biseau, pour le rejeter ; Laugier présente en 1852 un instrument, assez compliqué, destiné à ouvrir la cornée, et cite comme avantage que la section profonde est toujours égale à la superficielle.

Depuis, grâce aux recherches de Stellwag de Carion (1), la question a été mise en lumière. C'est lui, le premier, qui ait étudié, mesuré et reproduit les divers aspects que prend la plaie profonde suivant la situation et la forme de la superficielle, ou suivant l'instrument employé et les variations dans la direction de ce dernier.

La question n'a peut-être pas une très grande importance au point de vue de l'issue de la cataracte ; « les faibles écarts entre le parallélisme des sections interne et externe, dit de Wecker (2), présentent d'autant moins d'inconvénient, qu'il ne s'agit pas de faire sortir un corps à forme rigoureusement fixe, mais bien un cristallin d'un volume très variable et malléable ». Nous verrons plus loin dans quelle mesure nous croyons devoir prendre ce détail en considération au moment du temps d'expulsion, car il n'est pas absolument négligeable, et nous verrons, en particulier pour les plaies situées dans un plan parallèle à l'iris, des différences assez considérables.

Pour ce qui est de la coaptation et de la fermeture rapide, il paraît, au contraire, qu'il y ait lieu d'en tenir compte : n'est-ce pas l'étendue des surfaces en contact, leur nature, leur plus ou moins grande immobilité vis-à-vis l'une de l'autre, qui déterminent les conditions de la cicatrisation ?

(1) KARL STELLWAG VON CARION, *Neue Abhandlungen aus dem Gebiete der praclischen Augenheilkunde.* Vienne, 1886.

(2) L. DE WECKER, Réminiscences historiques concernant l'extraction de la cataracte. *Arch. d'opht.*, 1893, t. XIII, p. 216.

Aperçu anatomique. — Avant d'entrer dans le détail de notre étude, nous devons nous représenter, avec toute l'exactitude utile, les parties de l'œil où se pratiquent les plaies destinées à l'opération de la cataracte, à savoir les enveloppes du segment antérieur.

D'après les recherches des anatomistes, nous trouvons, comme moyenne de rayon de courbure de la face antérieure de la cornée, le chiffre de 7 mm. 8 ; pour la face profonde, 6 mm. 8.

Quoique en réalité les deux centres de courbure ne coïncident pas exactement, puisque l'épaisseur de la cornée au pôle serait de 0 mm. 92 et de 1 mm. 1 à la périphérie, nous pourrons, en nous appuyant d'ailleurs sur l'autorité de Czermak, considérer la cornée comme possédant une épaisseur uniforme de 1 millimètre.

On sait que la cornée transparente est comme enchâssée dans la sclérotique et qu'il existe, par conséquent, une limite superficielle et une limite profonde entre ces deux membranes. Un plan perpendiculaire à l'axe antéro-postérieur de l'œil, et passant par un point de la limite superficielle, nous donnera la base cornéenne superficielle ; un plan mené par la limite cornéo-sclérale profonde (par le point où cesse la membrane de Descemet) dessine la base profonde ; ce dernier coupe la surface sclérale suivant une circonférence située à 1 mm. 5 en dehors du limbe.

Notons immédiatement que ce plan profond est à 3 mm. 5 du pôle cornéen, et qu'il est sensiblement tangent à la face antérieure du cristallin (distance entre le pôle cornéen et le cristallin : 3 mm. 4 [Quain]).

La figure schématique (fig. 1) a été construite sur ces moyennes ; mais dans la réalité il faut tenir compte de ce fait que, si la limite cornéo-sclérale profonde est bien circulaire, il n'en est pas de même de la limite visible.

Les parties opaques empiètent sur les parties transparentes en haut et en bas plus que sur les côtés, et donnent à la cornée son aspect elliptique.

Le diamètre vertical oscille entre 9 mm. 5 et 12 mm. 5, le diamètre horizontal entre 11,9 et 12,6. C'est ce dernier, par sa moyenne de 12,2, que nous avons reproduit sur la figure ; si celle-ci représentait une coupe verticale, où cette moyenne est de 11 millimètres, la limite AB viendrait en A'B'.

Le plan de base profond coupera donc la surface sclérale, du côté nasal et du côté temporal, à 1 mm. 25 — 1 mm. 5 du limbe, en haut et en bas à 2 mm. 5 environ.

Nous verrons plus loin, à propos des sections, que ce détail

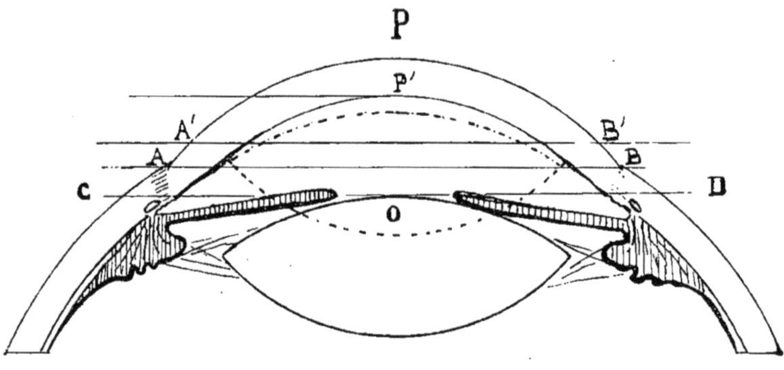

Fig. 1.

a son importance au point de vue des tissus intéressés et de la topographie de la chambre antérieure.

Il découle des chiffres cités plus haut que l'axe de la chambre antérieure doit être de 2 mm. 5. Arlt (1) a calculé que, l'humeur aqueuse étant écoulée, le cristallin vient toucher la face postérieure de la cornée, de telle sorte que son équateur se trouve aux points où le plan qui passe par la limite antérieure du limbe coupe la surface profonde de la cornée, même un peu plus en avant, et qu'il reste un certain espace libre tout autour du cristallin. En réalité, la surface profonde de la cornée est intéressée en des points différents, suivant que ce plan est supposé

(1) ARLT, Zur Anatomie des Auges. *Arch. für Ophthalmologie*, III, 2, p. 97.

passer par le limbe, en haut, ou sur les côtés. Il y a deux plans de base superficiels, l'un d'un diamètre de 12 millimètres, qui donne, profondément, une circonférence de 9 mm. 30, l'autre d'un diamètre de 11 millimètres, qui dessine sur la face postérieure de la cornée une circonférence de 7 mm. 8 seulement. Or le diamètre du cristallin, d'après les mesures de Quain et d'autres, est en moyenne de 9 millimètres. Sa courbure antérieure (rayon = 10 millimètres) (1) ne lui permet pas de s'appliquer dans la concavité cornéenne, et il ne touchera que par son équateur, comme l'indique la figure 1, un peu plus en avant que le plan de base superficiel le plus postérieur, et sensiblement en arrière du plan le plus antérieur. (Voici les distances de ces 3 plans au pôle : plan de base pour le diamètre vertical = 2 mm. 26, plan du cristallin = 2 mm.7, plan de base pour le diamètre transversal, 2 mm .8.)

Ces notions étant établies, nous voyons que toute incision pratiquée dans cette région intéressera successivement deux sphères différentes, et offrira à l'étude une plaie superficielle et une plaie profonde avec leurs deux angles, et les deux tranches, le « Wundcanal », qui les réunit.

Selon que les instruments auront été menés suivant un seul plan, ou que, au cours de l'opération, on ait modifié leur direction de telle sorte que la lame occupe une série de plans successifs, nous aurons affaire à ce que nous appellerons des *incisions simples* ou des *incisions complexes*.

(1) Helmholtz. *Physiolog. Optik.*, II éd., p. 140.

INCISIONS SIMPLES

A. — Incisions linéaires.

Le plan dans lequel sera conduit l'instrument pour l'exécution d'une incision simple peut affecter avec la sphère cornéenne des rapports extrêmement variés. A partir du moment où il cesse d'être tangent à la surface, il dessine des calottes de dimensions variables jusqu'à un certain nombre de positions où il passera par le centre de la sphère; et ceci nous amène à faire immédiatement une distinction parmi les incisions simples, à savoir les sections dites à lambeau, et les sections linéaires.

C'est A. de Græfe qui le premier insista sur les différences géométriques qui existent entre ces deux sortes de plaies. Jusqu'à lui le mot de « linéaire » servait à désigner des plaies d'étendue relativement petite, telles qu'on les obtenait avec la lance ou la pique, ou encore par simple ponction à l'aide du couteau à cataracte (large ou triangulaire).

Elles étaient en usage, comme nous le verrons plus loin (p. 30), depuis quelque temps déjà, pour l'extraction dé cataractes plus ou moins molles ou morcelées artificiellement, et avaient pour caractère de bâiller fort peu. C'était là, aux yeux des chirurgiens du temps, un avantage énorme sur la plaie de Daviel et de ceux qui s'inspirèrent de son lambeau. Les pertes du vitré, en particulier, étaient pour ainsi dire inconnues avec elles, et leur coaptation excellente exposait moins à l'infection.

Désireux d'obtenir une plaie plus grande ayant la même tendance à la réunion spontanée, de Græfe imagina le procédé qui porte son nom, et donna nettement la définition suivante : « La cornée étant considérée comme une portion de sphère, ce qu'on nous permettra d'admettre... ces conditions (coaptation spontanée la meilleure) sont remplies quand le « Wundcanal » est compris en entier dans un plan de grand cercle... quand la section coïncide absolument avec le grand cercle qui passe par ses deux angles (1). »

On voit donc que pour une même longueur de plaie, mesurée d'un angle à l'autre, il n'y a qu'une incision linéaire possible, puisque ces deux points ne déterminent qu'un plan avec le centre de la sphère cornéenne, alors qu'il y a une infinité de lambeaux, différant par leur hauteur. Selon de Græfe il faut entendre par « hauteur » d'un lambeau la distance qui sépare le sommet de l'incision du sommet de la portion de grand cercle qui passe par ses deux angles.

Ainsi, en supposant ces deux points aux deux extrémités du diamètre transversal de la cornée, la plaie linéaire se confondrait avec l'équateur, et la hauteur du lambeau irait croissant à mesure que le sommet s'écarterait du centre de la cornée vers le limbe (ou plus loin). A ce moment le plan d'incision sera parallèle à l'iris, et la hauteur égale à la moitié de la cornée.

Si nous plaçons maintenant les deux extrémités de l'incision plus loin du diamètre transversal, mais toujours dans le limbe, le grand cercle qui les réunit changera ; son plan fera un certain angle avec le plan équatorial ; son sommet se rapprochera du limbe, et la plaie parallèle à l'iris de tout à l'heure, quoique ayant son sommet au même endroit, aura une hauteur moindre. (La corde qui représente la longueur de la plaie sera évidemment plus petite.)

(1) A. Græfe, Uber modificirte Linearextraction. *Archiv für Ophthalm.*, vol. XI, 3, p. 11, 1865.

Si les angles se déplacent au contraire sur l'équateur, le grand cercle reste le même, le lambeau à sommet au limbe aura la même hauteur, mais c'est sa *base* qui diminuera à mesure que la corde s'approchera du centre de la cornée.

Incisions linéaires à la lance. — Si l'on se sert de la lance pour pratiquer une plaie linéaire, la pointe de l'instrument doit être dirigée sur le centre de la sphère cornéenne idéale ; les deux tranchants, par leur simple progression, feront une plaie dont la longueur croîtra plus ou moins rapidement suivant que l'angle qu'ils forment sera plus ou moins aigu. Mais à un moment donné le mouvement sera arrêté par la rencontre de la pointe avec le cristallin ou l'iris. La longueur d'une plaie linéaire faite à la lance est donc sous la dépendance de la profondeur de la chambre antérieure au niveau du point d'application.

Nous n'avons encore parlé que de la plaie superficielle, la seule visible, mais il ne faut pas oublier que c'est la plaie intérieure, ou plutôt la corde de l'arc qu'elle dessine sur la sphère profonde de la cornée, qui donnera la longueur utilisable pour l'expulsion de la cataracte. Or une figure fort simple montrera de suite la différence considérable qui peut exister entre elles.

Pendant tout le temps que la pointe de l'instrument met à traverser l'épaisseur de la cornée, la plaie intérieure n'existe pas, alors que la superficielle grandit d'instant en instant. Au moment où la pointe pénètre dans la chambre antérieure, cette différence est la plus grande, elle ira en diminuant à partir de là, mais sera toujours appréciable. La longueur de la plaie intérieure est à celle de la plaie extérieure comme la longueur de lame entrée dans la chambre antérieure est à la longueur totale pénétrée dans l'œil : dans les triangles semblables ALB et CLD nous avons $\dfrac{CD}{AB} = \dfrac{LH'}{LH}$. Si la lame a été enfoncée de 2 millimètres, à travers une cornée de 1 millimètre d'épaisseur, la plaie interne sera la moitié de la plaie extérieure, et cela quel que soit l'angle formé par les côtés de la lance. Si la pointe est à 3 mm. 5 de la surface (distance du pôle au cristallin) le rapport sera de 5/7, etc.

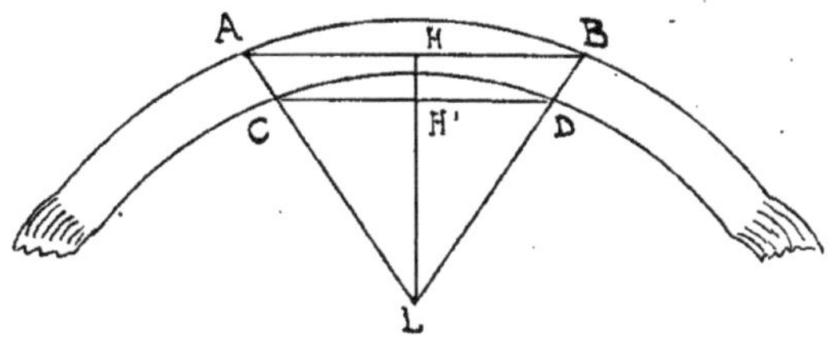

FIG. 2.

Pour ce qui est des longueurs absolues, elles dépendent de deux facteurs : d'une part, la profondeur de pénétration, d'autre part l'angle de pointe.

La *surface de section* d'une incision linéaire peut, par défini-

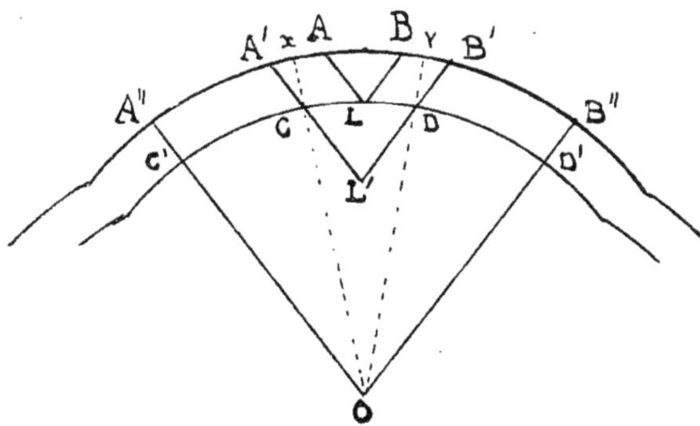

FIG. 3.

tion, se projeter sur un seul plan et sera, par là, facile à étudier ; les deux plaies sont dans tous leurs points séparées par l'épaisseur seule de la cornée, quel que soit le niveau où elles se trouvent et quelle que soit leur longueur, le canal a partout la même profondeur ; mais ce qui est variable, c'est « l'aire » de la tranche; elle est fonction de la longueur des arcs (ou des cordes) d'incision.

Pour nous rendre compte de cette aire, nous imaginerons d'abord la lance poussée jusqu'au centre de la cornée; l'aire de la tranche sera alors la différence entre les aires des deux secteurs $A''OB''$ et $C'OD'$, dont les arcs ont le même nombre de degrés.

Si la même lance est enfoncée moins loin, elle ne fera qu'une plaie intérieure plus petite; ses deux tranchants, n'occupant plus deux rayons, donneront une plaie extérieure relativement plus grande, et l'aire de la surface ainsi obtenue sera elle-même *relativement* plus grande : elle sera encore égale à la différence entre les secteurs xOy et COD, mais additionnée des petites surfaces $A'Cx$ et yDB'.

Pour une même lance le rapport entre l'aire et la longueur de plaie diminue quand cette longueur augmente; à la plaie la plus petite correspond la surface relativement la plus grande.

Dans la pratique, étant donné que les parties les plus centrales de la cornée doivent être respectées à cause de leurs fonctions optiques, la plaie linéaire, à la lance, ne saurait être très grande, en raison de la diminution rapide de la profondeur de la chambre antérieure, dans les parties périphériques, qui empêche une pénétration quelque peu profonde. De plus, nous avons vu que la plaie interne diminue plus vite que l'externe quand la lance pénètre moins loin; dans ces conditions l'opérateur peut être considérablement trompé sur la plaie utilisable; celle-ci ne permettra pas l'issue des parties à évacuer, ou nécessitera l'introduction répétée d'instruments. Le résultat sera insuffisant, le traumatisme peut devenir considérable, les dangers d'infection très nombreux.

Afin d'obtenir malgré tout une plaie suffisante, il faut avoir recours soit à une lance d'angle peu aigu, soit à un certain nombre d'artifices destinés à agrandir l'incision profonde. La lance très large a contre elle les objections suivantes : la plaie superficielle grandira en proportion et créera un traumatisme inutile beaucoup plus considérable qu'une lance étroite. Puis la pointe étant moins aiguë, les arêtes tranchantes, attaquant les tissus dans un angle différent, rendront plus pénibles les progrès de l'instrument et donneront des plaies qui pourront être plus contuses. Enfin la cornée est élastique, sous la poussée d'une lame mal aiguisée ou très large, elle s'aplatira, pourra même se déprimer, et la superficie viendra s'offrir aux tranchants plus vite que si elle restait sphérique ; le phénomène se manifeste toujours plus ou moins et est visible par le déplacement et la déformation du reflet cornéen ; la profondeur de la chambre antérieure diminue d'autant, et la disproportion sera plus grande encore ; à une section visible très étendue correspondra une section utile proportionnellement très petite.

Afin d'obtenir une pénétration plus aisée et d'éviter, dans une certaine mesure, cette dépression de la cornée, on pourra se servir des lances de M. Landolt, dont la pointe au lieu d'être angulaire, s'amincit comme celle d'un as de pique.

Il y a d'autres moyens, cependant, d'agrandir la plaie profonde, c'est d'abord l'usage de lances dont les tranchants, à une certaine distance de la pointe, deviennent parallèles. Santerelli (voir p. 66) se servait d'un instrument de ce genre ; et nous lisons d'autre part dans de Græfe : « ... Il faut choisir une lance très large, je préfère cependant lui donner des tranchants parallèles, parce qu'avec des tranchants convexes on obtient une plus grande différence entre les plaies interne et externe... et que par suite la curette de Daviel contusionne davantage les angles de la plaie profonde (1). »

Ces lances demandent cependant à être enfoncées assez loin et seront utiles surtout pour la taille des lambeaux.

---

(1) A. Græfe, Uber zwei Modificationen der Staaroperation. *Archiv für Ophthalmologie*, t. V, 1, p. 158, 1859.

On peut encore, au moment de retirer l'instrument, lui faire subir un déplacement dans son plan afin de trancher l'un des angles ; on revient alors, en somme, au procédé de M. Dehenne qui a proposé l'emploi d'un couteau de Græfe, par simple ponction avec agrandissement de la plaie d'un côté, pour faire même des iridectomies.

Enfin M. Landolt propose de faire pénétrer la lance de telle sorte que ce ne soit plus son axe, mais l'un des tranchants, qui soit normal à la surface, puis de déplacer la lame dans son plan de façon à ce qu'au moment de la retirer l'autre tranchant soit parallèle à ce qu'était le premier. On obtient alors deux plaies égales. Il est peut-être difficile d'exécuter cette manœuvre avec une précision mathématique, la chose est d'ailleurs inutile, mais de toutes façons la plaie profonde se trouve agrandie.

Il ne faut pas perdre de vue, cependant, que tout mouvement imprimé à la lance peut amener un écoulement tout au moins partiel de l'humeur aqueuse, le déplacement en masse de l'iris et du cristallin en avant et les risques de blessure qui en résultent. C'est pourquoi nous croyons qu'il convient de réserver ces manœuvres aux plaies faites dans des plans plus près de la parallèle à l'iris, nous y reviendrons au moment de l'étude des lambeaux.

La section pour une plaie aussi simple est toujours très nette.

Tissus intéressés. — Nous connaissons la forme de la tranche, voyons quels sont les tissus qu'elle traverse.

Théoriquement on pourrait imaginer la lance appliquée en un point tel que toute la plaie se trouve en tissu scléral : la section intérieure doit alors se trouver à la limite cornéo-sclérale profonde, presque au niveau de l'insertion de l'iris ; or, comme elle ne se produit que par la progression de la lance, et que celle-ci, à cause du voisinage immédiat de l'iris, ne peut être que tout à fait minime, on voit que la chambre antérieure est à peine ouverte et que la plaie profonde se réduit presque à un point.

Appliquée moins périphériquement, la lance traversera d'abord le tissu opaque, puis, au cours de son trajet, elle passe au tissu cornéen proprement dit ; mais on s'imagine aisément que pour qu'une plaie linéaire ait des dimensions utilisables elle doit se trouver suffisamment loin du limbe pour permettre une pénétration quelque peu profonde, et que, dans la pratique, elle ne peut être que franchement cornéenne dans toute son étendue.

C'est elle qui nous servira d'exemple pour l'étude de la cicatrisation.

Incisions linéaires au couteau. — Envisageons maintenant l'usage d'un couteau triangulaire ; dès l'application de la pointe le plan de la lame doit être normal à la cornée ; l'on conçoit aisément que ce plan variera suivant les points d'entrée et de sortie de l'instrument. La longueur de la plaie variera également ; si elle doit être périphérique, c'est-à-dire si son sommet doit être près du limbe, elle sera de moins en moins grande, puisque ses points extrêmes ne peuvent descendre au-dessous du plan de l'iris.

Il en est de même avec le couteau étroit, car il possède toujours une certaine largeur de lame qui doit, dès le commencement, se trouver dans un plan méridien et n'en plus sortir.

Nous pouvons donc dire, que la section se fasse d'emblée ou par des mouvements successifs de va-et-vient, que les plaies seront théoriquement identiques.

Ici encore nous pouvons les examiner dans le plan d'une figure : la différence de longueur sera bien plus considérable que tout à l'heure pour les plaies à la lance. Elle serait la plus petite possible si le couteau pouvait traverser la sphère cornéenne par son centre, et serait alors égale à deux fois la différence entre les rayons de courbure, c'est-à-dire 2 millimètres pour une plaie extérieure de 15 mm. 6.

Si nous transportons la plaie dans le segment antérieur, dans le diamètre transversal du limbe, en AB (fig. 1), la différence sera bien plus grande déjà, et absolument et proportionnellement (elle est de $1,35 \times 2 = 2$ mm. 70 pour une plaie de 12 millimètres et de $1,55 \times 2 = 3,1$ pour une plaie de 11 millimètres). Elle augmentera quand les deux angles extrêmes s'éloigneront du limbe le long de l'équateur, et l'on peut imaginer un moment où le dos de l'instrument, qui dessine la corde de la plaie, ne sera plus que tangent à la sphère intérieure ; la plaie profonde se réduisant à un point, la différence sera la plus grande (1).

Pour ce qui est des dimensions et de l'emplacement, nous avons vu que la plus grande possible occuperait le diamètre du plan de base profond, son sommet serait au pôle, ce ne serait en somme qu'une section transversale de la cornée. On se rend compte aisément du chemin énorme que devrait parcourir l'équateur du cristallin pour s'engager dans cette plaie ; c'est une rotation de 90° autour de son diamètre transversal que devrait effectuer la lentille, ce qui n'irait pas, on le conçoit, sans les plus graves risques de luxation. Ce n'est pas pure hypothèse de notre part que d'envisager ce cas, la section transversale a en effet été proposée, et même plusieurs fois, comme nous le verrons plus loin.

Pour demander au cristallin une rotation moindre, le sommet du grand cercle intéressé doit se rapprocher du limbe ou même le dépasser, il faut pour cela déplacer les deux points extrêmes sur la circonférence que forme, sur la sclérotique, le plan de base profond, c'est-à-dire sur une ligne plus ou moins concentrique

---

(1) La construction géométrique de la cornée sur les chiffres cités plus haut montre que, par hasard, cette corde tangente à la circonférence intérieure est égale, à un dixième de millimètre près, au côté de l'hexagone inscrit à la sphère extérieure, c'est-à-dire égale à son rayon. En effet, $2\sqrt{(7,8)^2 - (6,8)^2} = 7,7$, le rayon étant de 7,8. Donc, une plaie linéaire de 7 m. 7 de corde n'intéresse pas la chambre antérieure.

au limbe, et distante de lui de 1 mm. 5 sur les côtés, de 2 millimètres à 2 mm. 5 en haut et en bas.

Le plan de section s'incline de plus en plus; la plaie intérieure diminue proportionnellement plus vite que l'extérieure.

Arrêtons-nous, pour prendre un exemple, à la plaie linéaire, supérieure, dont le sommet soit au limbe. La figure 4 nous permettra de la construire; le tissu opaque empiète, en haut, de 2 mm. 5 sur la cornée, puisqu'il s'agit d'une coupe verticale.

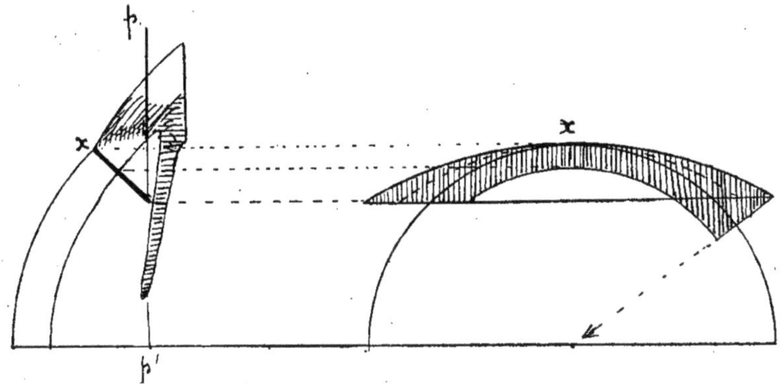

Fig. 4.

Le sommet de la section superficielle viendra en X, et la section elle-même sera entièrement en tissu opaque; elle appartient à une sphère de rayon plus grand que celui de la surface cornéenne; le niveau où se trouvent les deux angles nous est donné par les points où le grand cercle, passant par X, coupe le plan de base profond (pp′).

La section profonde est entièrement cornéenne, ses deux angles, avec ceux de la plaie superficieille, sont sur une même droite déterminée par le passage du dos du couteau. L'arc a pour rayon celui de la face postérieure de la cornée. On voit que la longueur utilisable est très sensiblement plus petite que la longueur apparente. La largeur du canal est beaucoup plus grande aux deux extrémités de la plaie qu'à la partie moyenne, car ici les deux grands cercles ne sont pas concentriques.

La plaie superficielle est sclérale, la profonde cornéenne, la tranche devra donc, en un certain point, passer de l'un de ces tissus à l'autre ; sur la figure traçons une circonférence de même rayon que la surface de la cornée et tangente au point X, nous aurons, *théoriquement*, la limite cherchée (pointillée sur la figure).

Si nous avons choisi cet exemple, c'est qu'il réalise la section linéaire périphérique préconisée par A. de Græfe. Il faut ajouter cependant que ce chirurgien recommande, afin d'obtenir une plaie interne plus grande, la manœuvre suivante : les repères étant pris pour la ponction et la contre-ponction, c'est-à-dire deux points situés sur les tangentes perpendiculaires au diamètre horizontal du limbe, à 1 mm. 5 au-dessous des points où elles rencontrent la tangente supérieure, le couteau, au lieu d'être poussé directement de l'un à l'autre, doit pénétrer suivant un rayon du plan de base ; on mesure, de l'œil, une longueur de lame égale à la plaie intérieure désirée, puis le manche de l'instrument est abaissé de façon à permettre la sortie au point symétrique.

Pendant tout ce premier temps, de Græfe recommande de conduire le couteau dans un plan parallèle à l'iris, et de ne lui donner la direction normale qu'une fois la contre-ponction achevée. Quoiqu'il se servît d'une lame excessivement étroite (1 ligne prussienne de 2 mm. 179), ce n'était pas le « fil tranchant » (Dehenne) théoriquement nécessaire, et sa plaie se composait de deux parties situées dans des plans différents ; ce détail, si minime en apparence, a été la source de graves déboires pour ceux qui ont suivi cette méthode.

Nous avons pratiqué, un certain nombre de fois, sur des yeux humains très frais et à l'aide de couteaux très étroits, la section de Græfe en nous tenant exactement à ses indications, et toujours nous avons retrouvé les détails exposés plus haut. Très nettement les deux extrémités de la plaie appartenaient à un plan différent, et, malgré tous nos soins, il y avait toujours à leur niveau quelque irrégularité, quelque contusion, due au changement de direction du tranchant.

Sur une certaine étendue, la section de Græfe est extrêmement rapprochée de la racine de l'iris, et cela justement à ses deux extrémités où le canal est très large, la plaie un peu irrégulière : c'est à ce niveau que se sont toujours produits, malgré l'iridectomie, les grands enclavements iriens qui ont fait combattre, puis rejeter universellement le procédé de l'ophtalmologiste allemand.

Histoire des sections linéaires. — Nous avons dit au début que les sections primitivement désignées sous le nom de « linéaires » étaient usitées pour l'évacuation de cataractes molles ; c'est en réalité le premier procédé d'extraction qui ait été pratiqué, déjà avant Daviel.

Saint-Yves (1), en présence de Méry, débarrassa un malade d'un cristallin luxé dans la chambre antérieure ; l'année suivante Pourfour du Petit pratiqua la même opération sur un des malades de Méry ; il s'agissait d'un cristallin primitivement abaissé qui s'était introduit entre l'iris et la cornée.

Pallucci, en 1750, fit dans un cas isolé une incision linéaire à la pique pour extraire une capsule cristallinienne remontée ; mais nous retrouverons son nom à propos des sections à lambeaux qu'il pratiquait habituellement et qu'il contribua même à perfectionner.

Le premier qui ait appliqué d'une façon suivie l'incision dite, alors, linéaire, fut Gibson (2) (1811) ; pour généraliser cette

---

(1) Saint-Yves, *Mémoires de l'Acad. royale des sciences*, 1707.
(2) Gibson, *Practical observations on the formation of an artificial pupil in*

,méthode il introduisit dans la pratique le morcellement de la cataracte. Cette discission devait se faire quelques semaines avant l'extraction. La plaie de Gibson, située en pleine cornée, à 1 ligne (2 mm. 25) du bord scléral, était verticale. Sa longueur, nous dit Stöber (1), était de 1 ligne (?).

Friedrich Jæger (père) (1813) s'efforça de son côté de rendre pratique l'extraction à la lance.

Travers (2) (1814), à Londres, alla plus loin ; attribuant la suppuration si fréquente du lambeau usité de son temps, à l'étendue de la section, et à la facilité avec laquelle la plaie bâille, il chercha à étendre encore les indications de la plaie linéaire. Au même niveau que Gibson il pratiqua une incision plus longue, à laquelle il donna le nom de « Quarter section ». Elle avait 3 lignes (6 mm. 75) et lui permit d'évacuer les débris des cristallins qu'il luxait préalablement dans la chambre antérieure à l'aide d'une aiguille à réclinaison.

Il lui était impossible d'extraire des noyaux un peu volumineux de cataractes dures, aussi dut-il se contenter pour ces cas de plaies à lambeaux ; au bout de quelques années, Travers abandonna presque complètement sa section linéaire.

La même méthode fut préconisée par A. de Græfe (1853). Dans le premier numéro de ses *Archives* (3) il consacra un article aux avantages de la plaie linéaire sur le lambeau. Mais, citant F. Jæger qui ne faisait que des « extractions partielles », Gibson qui était obligé souvent d'abandonner le noyau dans la chambre antérieure, il insiste sur l'importance qu'il y a de dia-

several deranged states of the eye, to which are annexed remarks on the extraction of the soft cataract, and these of the membranous kind through a puncture of the cornea (Illustr. by plates), chap. III. Londres, 1811.

(1) Stöber, thèse, p. 68.

(2) Travers, Further observations on the cataract. *Medico-chirurgical transactions*, V, p. 406, Londres, 1814.

(3) A. v. Græfe, Uber die Linearextraction des Linsenstaares. *Archiv fü Ophthalm.*, I, 1853.

gnostiquer la consistance des cataractes à opérer, afin de respecter les indications de la plaie linéaire. La section superficielle (verticale et très cornéenne) qu'il décrit avait 2 lignes 1/2, soit 5 mm. 62, la profonde 5 millimètres environ.

STÖBER père (1856) (1) vante également une méthode très analogue, mais encore pour des cataractes molles (diabétiques).

Il y avait donc toujours un point que les chirurgiens ne pouvaient dépasser, malgré leurs efforts : les noyaux au-dessus d'un certain volume ou d'une certaine consistance ne pouvaient profiter des avantages de ces incisions.

Et pourtant DESMARRES qui cherchait déjà à perfectionner les procédés à lambeaux, de Græfe lui-même, et d'autres encore, sentent le besoin d'étendre toujours davantage le domaine de la plaie linéaire.

Il fallait chercher le remède d'abord dans l'agrandissement de la plaie, puis dans les instruments destinés à l'extraction de la lentille.

DE GRÆFE (2), en 1859, s'attacha au premier point : il déplaça son incision vers la périphérie. Elle ne pouvait cependant plus être très rigoureusement linéaire à cause du peu de profondeur de la chambre antérieure. Combinée à l'iridectomie, que sa situation imposa à son auteur, elle lui permit l'extraction de cataractes à noyau dur, mais à masses corticales abondantes. Les dimensions qu'indique de Græfe sont de 3 lignes 1/2 (7 mm. 87) pour l'externe et 6 mm. 75 pour l'interne ; il l'agrandissait parfois suivant les besoins à 3 lignes 3/4, soit 8 mm. 43.

(Le second point, sur lequel nous n'avons pas à nous étendre,

______

(1) STÖBER, De l'extraction de la cataracte par incision linéaire... *Compte rendu de la clinique opht. de la Faculté de Strasbourg*, année 1855-1856. Strasbourg, 1857.

(2) A. v. GRÆFE, Uber zwei Modificationen der Staaroperation. *Archiv für Opht.*, V, 1, pp. 159-185, 1859.

inspira SCHUFT-WALDAU, qui introduisit et perfectionna l'usage de ses curettes.)

La plaie, à partir de ce moment, fut insensiblement faite de plus en plus périphérique, et de plus en plus grande ; BOWMAN (1) à l'aide d'une lance, d'un angle de pointe de 50°, incisait le limbe en haut, mais son « Wundcanal » était déjà sensiblement parallèle au plan de l'iris. CRITCHETT, DE GRÆFE lui-même, arrivaient ainsi à intéresser le quart, voire le tiers de la circonférence cornéenne.

Quelques chirurgiens modifièrent un peu le procédé anglais. QUADRI (2) poussait sa lance vers le cristallin, et se tenait par conséquent plus près du principe de la linéarité, MACNAMARA (3) plaçait sa plaie en pleine cornée, à 1/8 de ligne du limbe. Il n'attachait pas « une grande importance à la direction des bords de la plaie ».

Quoi qu'il en soit, de Græfe s'aperçut que, depuis qu'on avait abandonné la section franchement intra-cornéenne, on taillait en réalité des lambeaux, de hauteur petite, il est vrai, mais bien rapprochés déjà des 150 à 180° de circonférence de ceux généralement en usage. Ils s'en différenciaient cependant encore par leur moindre tendance au bâillement spontané, et c'est pourquoi le nom de linéaire leur était resté. Nous verrons plus loin à quoi était due cette particularité.

Revenant alors au principe même de la linéarité, de Græfe le définit comme nous l'avons vu p. 20, et se rendit compte qu'en un point aussi périphérique que l'exigeait le but poursuivi, une plaie linéaire par simple ponction ne pouvait absolument pas avoir la longueur nécessaire.

(1) BOWMAN, On extraction of cataract by a traction instrument, with iridectomy. *Ophthalmic Hospital Reports*, IV, 4, p. 332, 1865.

(2) QUADRI, *Rendiconto delle malattie oculari curate dal*, 1, I, 1864 al 31, XII, 1865. *Giornale d'ottalm. italiano*. IX, 113, 1866. *Annales d'ocul.*, LVII, juin 1867, p. 259.

(3) MACNAMARA, Linear extraction of the lens. *Opht. review*, 11, 1867. *Annales d'oc.*, LIX, 1868, p. 75.

« Si, dit DE GRÆFE (1), le point d'application (de la lance) doit
se trouver à la périphérie de la cornée, et surtout dans le bord
scléral, il sera peut-être possible à un opérateur habile de
maintenir la direction normale de l'instrument jusqu'au moment
où il pénétrera dans l'humeur aqueuse. Il faudra alors relever
la pointe jusqu'au parallélisme avec l'iris, la lame sortira du
plan de grand cercle... Toutes les incisions que nous avons pra-
tiquées pour les extractions linéaires modifiées, ou pour les
iridectomies périphériques, étaient donc des incisions à lambeaux... Pour des plaies du bord cornéen de 2 lignes 50 (5 mm. 62)
comme celles pour iridectomies, on a une hauteur de lambeau
de 1/4 de ligne (0 mm. 56) ; une plaie de 3 lignes 1/2
(7 mm. 87) qui embrasse sensiblement le quart de la cornée
donne un lambeau de 5/8 de ligne de hauteur (1 mm. 40). Si la
plaie intéresse le tiers de la circonférence cornéenne, comme
dans la méthode anglaise (Critchett), la hauteur du lambeau
dépasse déjà 1 ligne (2 mm. 25). Enfin le lambeau habituellement
en usage a 2 lignes à 2 lignes 1/2 (4 mm. 5 à 5 mm. 62),
suivant qu'on le fait plus ou moins grand. »

C'est alors qu'il eut recours, pour la première fois, à une méthode par ponction et contre-ponction ; il indiqua ce qu'on appela
plus tard « l'extraction linéaire périphérique », ainsi que l'instrument qui devait servir à la pratiquer.

Le couteau devait être aussi étroit que possible afin que sa
position pût, sans trop de traumatisme, être modifiée de façon à
le mettre dans le plan du grand cercle qui unissait les points
d'entrée et de sortie. Il lui donna une largeur d'à peine 1 ligne
(2 mm. 17) (2).

(1) A. v. GRÆFE, Ueber modificirte Linearextraction. *Archiv für Opht.*, XI,
3, p. 12, 1865.

(2) Il est douteux que, comme le dit de Wecker, ce soit le couteau de
Tenon qui servit de modèle à de Græfe ; celui-ci, en effet, n'en parle même
pas, alors qu'il cite, comme l'ayant inspiré, celui que Fröbelius employait
pour tailler ses lambeaux, et le couteau étroit à prolapsus iriens de Waldau.

Ponction et contre-ponction se trouvaient aux dernières limites anatomiquement praticables, afin de donner à la plaie une longueur suffisante. Nous avons rendu p. 28 le manuel opératoire indiqué par de Græfe lui-même. La plaie extérieure variait de 4''' 1/2 à 4''' 3/4 soit 10 mm. 12 à 10 mm. 68.

Malgré toutes les précautions, il était toujours loin d'une linéarité absolument rigoureuse ; mais le lambeau formé avait une hauteur minime. De Græfe nous dit qu'elle était de 1/6, tout au plus de 1/4 de ligne, c'est-à-dire que le sommet de l'arc décrit par sa plaie superficielle était distant de 0 mm. 375 à 0 mm. 56 du sommet de la portion de grand cercle qui réunissait les deux angles.

La longueur ainsi obtenue ne suffisait pas encore, cependant, à rendre inutiles les instruments d'extraction, crochets et curettes, et l'auteur lui-même se vit obligé d'agrandir sa section. Il appliqua sa ponction et sa contre-ponction plus bas, et s'arrêta à une longueur de 5 lignes (11 mm. 25) qui lui donnait, dit-il, une plaie profonde de 4 lignes 1/2 (10 mm. 1) en apparence suffisante pour laisser passer les cataractes les plus grandes, mais qui se montra encore trop petite pour des raisons inhérentes à la direction de l'axe du canal de plaie, et surtout au mode de bâillement des plaies linéaires et sur lesquelles nous revenons plus loin.

En même temps de Græfe s'écarta encore un peu plus du plan de grand cercle et laissa son lambeau prendre une hauteur de 1/3 de ligne, soit 0 mm. 75.

La nouvelle méthode eut rapidement une très grande vogue, tous les oculistes la mirent à l'essai et obtinrent en effet des statistiques bien meilleures que les anciennes, au point de vue de la suppuration. On ne tarda pas, cependant, à en mettre en lumière les désavantages : difficulté d'exécution, dimensions toujours encore insuffisantes pour l'évacuation de noyaux volumineux, la nécessité de l'iridectomie, les pertes de vitré, et,

surtout, la production presque constante d'enclavements de l'iris
dans les deux angles de la plaie (O. Becker, dans ses recherches,
le trouve 75 fois sur 100), avec ses conséquences funestes : cicatrices cystoïdes, iritis, iridocyclite, voire même ophtalmie
sympathique.

Le procédé fut bientôt combattu par un grand nombre d'oculistes ; certains cherchèrent à le perfectionner, convaincus des
avantages du principe de la linéarité.

Les uns attaquèrent le siège trop périphérique ; c'était là
pour Liebreich (1) la cause principale : 1° de l'impossibilité
d'évacuer la lentille sans iridectomie ; 2° de la nécessité de faire
une iridectomie très étendue et très complète à cause de la trop
grande propension aux prolapsus... cette iridectomie elle-même
oblige à opérer vers le haut, afin de laisser la paupière couvrir
le colobome et, par conséquent, à se servir d'un écarteur et d'une
pince à fixation qui augmentent d'autant les chances de prolapsus.

Liebreich opère par en bas ; il propose l'incision suivante :
le couteau, très étroit, pénètre à 1 millimètre en dehors de la
circonférence cornéenne, à 2 millimètres au-dessous du diamètre horizontal, et sort en un point symétrique. La lame forme
dès ce moment un angle de 45° avec l'équateur et la section est
achevée ainsi ; son centre se trouve en pleine cornée, à 2 millimètres du bord inférieur.

Le procédé fut essayé, défendu par les uns (Manché (2),
Williams) (3), attaqué par les autres (Jacobson (4), tous ceux qui

(1) Liebreich, *Eine neue Methode der Kataractextraction* (p. 8), Berlin, 1872,
et *Medical Times and Gazette*, Londres, 1871.

(2) Manché, De la meilleure méthode d'extraire la cataracte. *Journal d'ophtalmologie*, I, 507, 1872.

(3) Williams, Improvement in cataract operation. *Boston medical and sur-
gical Journal*, p. 385, 5 décembre 1872.

(4) Jacobson, Widerlegung der neuesten Angriffe gegen von Græfe's
Lincarextraction. *Archiv für Opht.*, XVIII, 1. p. 297, 1872.

suivaient aveuglément de Græfe). Il avait, selon Rossander (1),
l'avantage de la simplicité, du peu de douleur, mais devait rendre
difficile l'application de curettes dans les cas où on pouvait en
avoir besoin, et, par le mouvement de bascule demandé au cristallin, elle devait prédisposer aux pertes de vitré.

La même plaie avait été proposée en 1863 par Dantone (2). Par
sa partie superficielle elle est cornéo-sclérale, par sa partie profonde elle intéresse partout la membrane de Descemet ; la tranche
est cornéenne sur la plus grande partie de son étendue, seuls
les deux coins superficiels intéressent un petit triangle de tissu
scléral. Elle n'était pas rigoureusement linéaire.

Afin de rendre la plaie encore moins périphérique et de lui
donner, pour la première fois, une linéarité absolue, Küchler (3)
reprit l'incision pratiquée pour la première fois en 1750 par
Jean Baseillac, dit Frère Come (4), et proposée à nouveau par
Tavignot (5) en 1863.

Elle était située en entier dans le plan horizontal et coupait
la cornée suivant son diamètre transversal. Les angles en étaient
à 1 mm. 5 du limbe.

Daviel (6), dès 1751, avait donné son opinion sur cette méthode ;
après la description d'un œil perdu de cette façon, il ajoute :
« M. de Vermale a nommé ma méthode l'opération Daviélique, et
j'ai nommé celle du Frère Côme l'opération Comique ; il est vrai
qu'elle est drôle et qu'il faut être moine pour l'avoir imaginée. »

(1) Rossander, Om Liebreichs Staarextractionsmethod. *Hygiea, Svensk
Läk. Sallsk. Handl.*, p. 230, 1872.

(2) Dantone, *Beiträge zur Extraction des Grauen Stares.* Berlin, 1869. Sull.
estrazione della cataratta. *Arch. di med., chir. et igiene*, IV, 4. Rome, 1872.

(3) Küchler, *Ueber die Querextraction des Staars.* Memorabilien, XIII, 1, 1867.
— *Die Querextraction des Grauen Stares der Erwachsenen.* Erlangen, 1868.

(4) Opération décrite par Sigwart, *De Extract. catar. ultra perficienda.*
Tübingen, 1750.

(5) Tavignot, *Gazette des Hôpitaux,* 30, p. 118, 1863. — *Journal des connais-
sances médico-chirurgicales,* XXXV, 7, 1869.

(6) Delacroix, *Jacques Daviel à Reims,* 1890.

Il ne paraît pas qu'elle ait eu plus de succès au moment de sa résurrection.

Sans aller aussi loin, Notta (1), de Lisieux, proposa également une incision nettement linéaire et très cornéenne. Il fait passer le couteau de de Græfe à 2 millimètres au-dessus du diamètre horizontal à la jonction cornéo-sclérale, puis il achève la section en maintenant sa lame dans un plan de grand cercle.

Giraud-Teulon (2), de son côté, *proprio motu*, fut « conduit à inscrire l'incision dans un grand cercle, soit exactement transversal, soit très voisin de l'horizontalité... le sommet de l'incision est porté entre 1 et 2 millimètres du centre de la cornée ». Il obtenait constamment des enclavements.

Il avait d'ailleurs tenté déjà un autre procédé d'extraction, inspiré par celui de Weber, de Darmstadt ; nous le décrivons plus loin.

Vibert (3), plus tard, mit également en pratique l'extraction transversale à peine modifiée.

' Parmi ceux qui voulurent maintenir la situation périphérique de l'incision, et se contentèrent de perfectionner le procédé de de Græfe, citons Arlt (4). La longueur de sa plaie (superficielle) doit être, en ligne droite, aussi grande que le diamètre horizontal de la cornée, soit 12 millimètres. Cette droite unissant les deux angles est parallèle, à 2 millimètres, à la tangente supérieure de la cornée, et les deux points d'entrée et de sortie sont à 1 mm. 5 du tissu transparent. La plaie intérieure était beaucoup plus petite, n'intéressant le plan de base profond que très loin du centre de celui-ci. Si nous donnons, d'après Bock (5), un

---

(1) Notta, Communication à la *Société de chirurgie*, 29 janvier 1873.

(2) Giraud-Teulon, *Gazette des Hôpitaux*, 58, p. 339, 1873.

(3) Vibert, Nouveau procédé d'extraction de la cataracte. *Gazette hebdomadaire*, 1878, p. 511 (*Société de chirurgie*).

(4) Arlt, Operationslehre, in Græfe-Soemisch. 1re édition, III, 1, 1874.

(5) V. Stellwag von Carion, *loc. cit.*, p. 200.

diamètre de 11 millimètres à la circonférence que ce plan dessine sur la membrane de Descemet, nous n'obtenons que 8 mm. 5 comme longueur de plaie profonde. Arlt fut suivi par Becker, Fuchs, Kerschbaumer, etc.

D'autres variétés encore, inspirées assez directement par l'incision de de Græfe, furent proposées, entre autres par Noyes (1) qui fait une plaie de 5 lignes 1/2 (12 mm. 37) et en place le centre en tissu transparent ; sauf les réserves toujours à faire à propos des angles, elle est linéaire.

Sous l'impulsion de Steffan (2), et d'autres, le procédé de de Græfe fut considéré de plus en plus comme insuffisant, et les modifications qu'on lui fit subir ne sont, en réalité, autre chose qu'un retour, plus ou moins conscient, à la méthode à lambeau. « Longtemps, comme le dit Schweigger (3), on s'habitua à naviguer sous un pavillon mensonger, et à pratiquer, sous le nom de section linéaire, des lambeaux de hauteur grandissante. » Nous n'en voulons pour preuve que la section soi-disant linéaire de Horner, où les points de ponction et de contre-ponction se trouvent plus bas et plus près du limbe que dans la plaie de de Græfe, et où la section est en tous ses points « également distante de la cornée ».

Nous sommes obligé de reporter la description détaillée de cette méthode, ainsi que de celles qui lui sont contemporaines, au chapitre des plaies à lambeaux.

(1) Noyes, Remarks on the operation for cataract by modified Linear-Extraction. Græfe's method. — *Transactions of the American ophthalmological Society.* 4ᵉ et 5ᵉ sessions, 1867-1868.

(2) Steffan, *Erfahrungen und Studien über die Staroperation.* Erlangen, 1867. — *Klinische Erfahrungen und Studien.* Erlangen, 1867.

(3) Schweigger, Ueber Star und Nachstaroperationen. *Archiv für Augenheilkunde,* XVII, p. 125, 1887.

B. — **Incisions à lambeaux**.

Toute plaie *simple*, qui ne satisfait pas à la définition de la plaie linéaire selon de Græfe, est une plaie à lambeau.

Le plan dans lequel elle se trouve située ne coupe plus en deux la sphère cornéenne idéale, mais en détache une calotte, plus ou moins grande suivant que ce plan se rapproche plus ou moins d'un plan de grand cercle.

Supposons deux points symétriques de la surface cornéenne : par la droite qui les unit on peut passer une infinité de plans, qui dessineront autant de sections ; l'un d'eux se confondra, nous l'avons vu, avec un grand cercle, c'est la plaie linéaire ; si nous le faisons basculer autour de sa base comme charnière, nous le verrons, à un moment donné, devenir perpendiculaire à l'axe antéro-postérieur de l'œil, parallèle au plan de base de la cornée.

Partant de cette position comme base d'étude, nous désignerons comme ayant une inclinaison *positive*, les plans se rapprochant du plan de grand cercle, et dont les lambeaux ont, d'après la définition de de Græfe, une hauteur moindre que celui que forme la plaie parallèle à l'iris ; ceux au contraire dont la hauteur sera plus grande seront dits à inclinaison *négative*. Ces inclinaisons sont déterminées par la façon de conduire l'instrument.

Lance. — Envisageons encore en premier lieu la lance. Appliquée au niveau du limbe, la plaie parallèle qu'elle fera sera située dans le plan de base superficiel. Ce plan dessine sur la face postérieure de la cornée un autre cercle, concentrique au premier, et qui contiendra la plaie intérieure. La distance qui les sépare, l'épaisseur de cornée à traverser, partant la profondeur du canal de plaie, est plus grande que s'il s'agissait d'une section linéaire ; la différence de longueur des plaies interne et externe sera plus grande aussi, puisque le rapport entre la pénétration totale de l'instrument et la partie engagée dans la chambre antérieure est plus grand.

La surface. comme le montre la figure 5, est la plus grande, *relativement*, quand la plaie interne est la plus petite. Cette dernière croissant de plus en plus vite, à mesure que la lance pénètre, la surface relative diminuera.

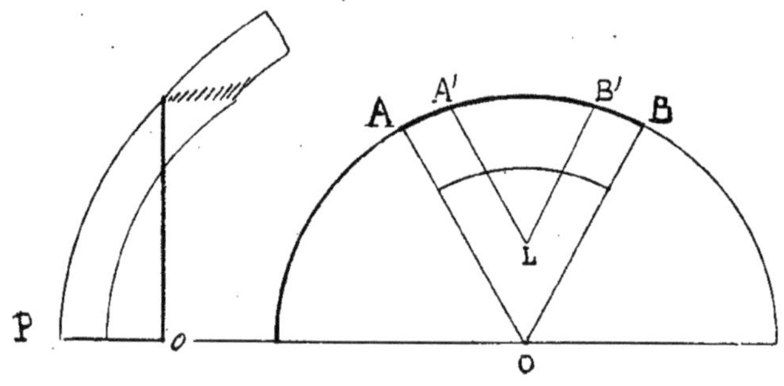

FIG. 5.

Supposons que le plan *parallèle* intéressé s'éloigne du limbe pour se rapprocher du pôle, l'épaisseur cornéenne augmentera, et pour une longueur (corde) de plaie superficielle égale, la plaie profonde sera de plus en plus petite. Il arrivera un moment où le plan sera tangent à la sphère profonde où la chambre antérieure ne sera pas ouverte (1). Ce plan est perpendiculaire à l'axe de l'œil à 1 millimètre du pôle. (Voir fig. 11.)

Si maintenant nous appliquons la lance en dehors du limbe, dans le tissu scléral, nous aurons encore deux sections concen-

(1) La situation de ce point est facile à calculer ; nous avons vu (p. 26) que l'hexagone inscrit à la sphère extérieure a pour apothème le rayon de la sphère profonde. L'arc que chacun de ses côtés sous-tend est égal à 1/6 de la circonférence cornéenne ou $\dfrac{2\,\pi\,7.8}{6} = \dfrac{49,00116}{6} = 8,16686$.

Donc, en enfonçant une lance parallèlement à l'iris, à 4 mm. o8 du centre de la cornée, mesurés sur la surface, on n'obtient pas de plaie profonde.

triques ; mais, comme la plaie extérieure se dessine sur la sphère oculaire elle-même, et en un niveau fort éloigné du centre, l'interne restant dans la sphère profonde de la cornée, la « tranche » sera plus large qu'au niveau même du limbe, et ira croissant jusqu'à l'extrême limite anatomique, le plan de base profond.

Alors que dans les premiers cas envisagés la surface se trouvait en entier en plein tissu cornéen, dès que la section dépasse la limite de la cornée transparente, elle intéressera de plus en plus le tissu opaque, pour être entièrement sclérale quand elle se trouvera située dans le plan de base profond. La plaie superficielle sera alors située à 1 mm. 5 du limbe si on opère latéralement, ou à 2 millimètres — 2 mm. 5 si on opère en haut ; la plaie profonde sera juste encore cornéenne, à la limite même du tissu trabéculaire et de la membrane de Descemet.

Lorsqu'il s'agit d'interventions dont le but est l'angle de la chambre antérieure lui-même, telles qu'on les pratique dans les cas de glaucome, où l'on cherche à agir sur une soudure de Knies, et où l'iridectomie doit être la plus périphérique possible, la plaie devrait se trouver encore plus loin.

Rochon-Duvigneaud (1), sur un certain nombre d'yeux opérés dans ce but, et par des chirurgiens différents, n'a jamais trouvé une plaie profonde correspondant bien à l'angle de la chambre antérieure ; toujours elle était plus cornéenne. Voici comment il explique le fait : le bord opaque de la sclérotique semble empiéter sur la cornée, plus qu'à l'état normal, et fait commettre une erreur sur la situation du plan de base profond.

Stellwag de Carion (2) avait remarqué également la distance, parfois considérable, qui sépare de l'angle de la chambre antérieure, la lèvre profonde de plaies très périphériques en apparence ; il pense que la pointe de la lance restant longtemps

(1) Rochon-Duvigneaud, *Recherches sur l'angle de la chambre antérieure et le canal de Schlemm* (p. 13). Thèse de Paris 1892, G. Steinheil, éd.
(2) Stellwag de Carion, *loc. cit.* (p. 231).

cachée à l'œil de l'opérateur, celui-ci, afin d'éviter de blesser le ligament suspenseur de l'iris ou le corps ciliaire, avait tendance à la relever plus qu'il ne serait nécessaire.

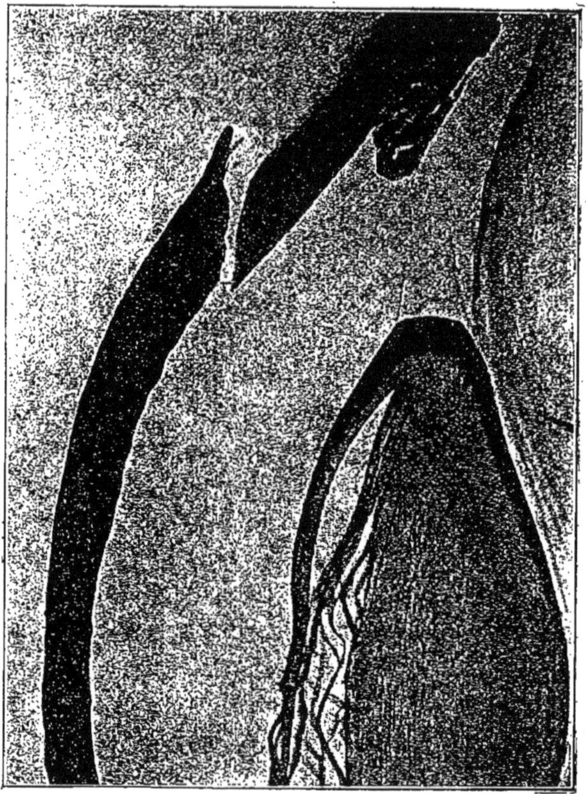

Fɪɢ. 6. — Lance au bord transparent; gross.: 13 d.
(Rochon-Duvigneaud et Bouzitat.)

Ajoutons que dans le glaucome la chambre antérieure est toujours extrêmement basse et qu'il faut nécessairement donner au plan de la plaie une certaine inclinaison négative ; le point d'application de la lance doit alors être encore plus périphé-

rique afin que ce plan intéresse l'angle de la chambre antérieure sans blesser l'iris (1).

Les figures 6 et 7 représentent des incisions simples faites

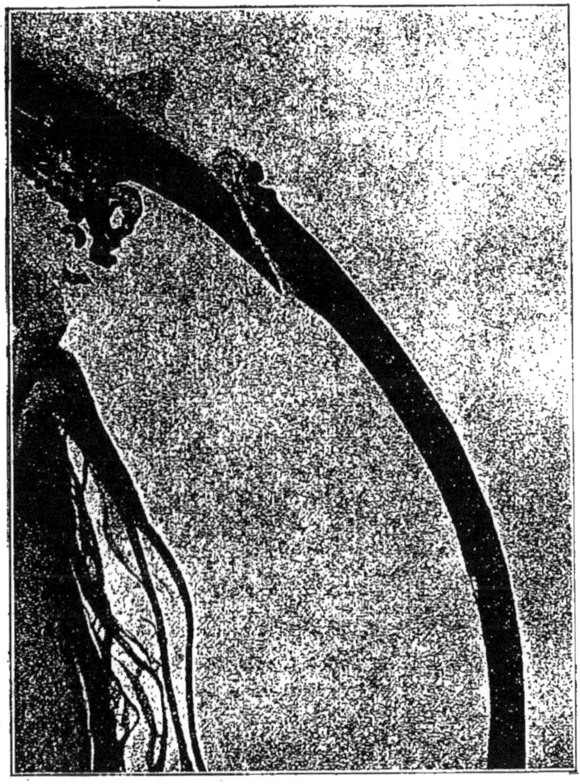

Fig. 7. — Lance à 1 millimètre du bord transparent; gross.: 12 d.
(Rochon-Duvigneaud et Bouzitat.)

(1) Au Congrès de la Société d'ophtalmologie de Heidelberg, août 1905,
le docteur Heine, de Breslau, a présenté un manuel opératoire nouveau, basé
sur les détails dont nous parlons, et destiné à agir d'une façon rationnelle
sur la soudure de Knies. Il sera publié dans le compte rendu de cette
réunion.

à la lance. Dans la première l'instrument fut appliqué au bord supérieur de la cornée ; le plan est bien parallèle à l'iris, alors que dans la seconde, où la plaie est à 1 millimètre du

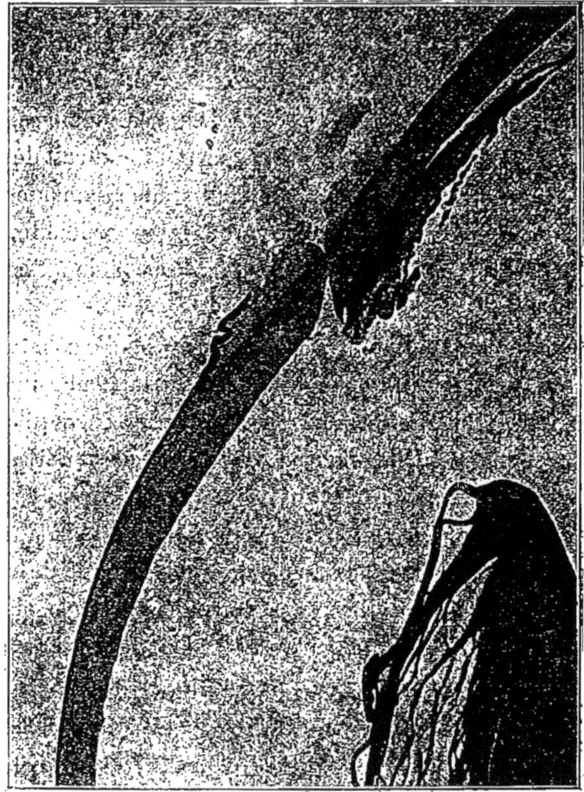

Fig. 8. — Le canal de Schlemm est intéressé ; gross. 13 d. Incision au couteau de Græfe à 2 millim. du limbe. (Rochon-Duvigneaud et Bouzilat.)

limbe, le chirurgien a instinctivement relevé la pointe de sa lance, qui lui était cachée, et le « canal » a une inclination négative. La plaie « utile » n'est pas beaucoup plus périphérique dans le second cas que dans le premier.

Parmi les coupes mises à notre disposition par MM. Rochon-Duvigneaud et Bouzitat, il s'en trouvait une (fig. 8), où le canal de Schlemm avait été intéressé. Il s'agit d'une incision très périphérique faite au couteau de de Græfe, et où l'instrument avait été incliné (positivement) au moment de l'achèvement du lambeau. La direction du canal, à la partie moyenne où a été faite la coupe, se rapproche davantage de la direction d'un rayon. Une plaie de même longueur, et intéressant la même région, aurait été impossible à faire à la lance, la pointe aurait dès l'abord touché l'iris. Encore voit-on à quelle distance considérable de l'insertion conjonctivale se trouve la plaie superficielle, et combien elle en serait éloignée si la plaie était parallèle à l'iris.

Étant donné une longueur de plaie superficielle constante, envisageons les plans que peut occuper le canal : une inclinaison *positive* fera diminuer la hauteur du lambeau jusqu'à donner une plaie linéaire. Elle pourra dépasser ce point, mais on s'imagine ce que serait, au point de vue opératoire, une plaie de ce genre ; elle ne pourrait plus s'ouvrir qu'au prix d'une forte pression, et à partir de ce moment la lèvre profonde de la tranche inférieure rencontrerait la lèvre superficielle et la plaie ne se refermerait pas spontanément. (Voir les petits lambeaux de Schulek, Plehn, Müller.)

La surface change considérablement de forme puisque les incisions dessinées sur les deux sphères appartiennent à des circonférences de rayons de plus en plus grands ; la largeur des tranches diminue, et tend vers la différence entre les rayons de courbure de la cornée. La lance aura à pénétrer moins loin ; la plaie interne grandit de plus en plus, relativement à l'externe supposée constante.

Une inclinaison négative, qui fait augmenter la hauteur du lambeau, nous donnera des tranches de plus en plus larges (Comparer fig. 6 et fig. 7) comprises entre deux circonférences concentriques de plus en plus petites. La plaie interne sera de plus en plus courte : la pénétration totale de l'axe de la lance sera plus grande, puisque à une corde égale correspond une flèche plus grande quand le rayon diminue (1), mais la pénétration profonde sera plus petite, ce qui peut donner, nous l'avons vu, une différence de plaie considérable.

Si nous partons non plus d'une longueur donnée, mais des points d'application, le même fait se produira ; pour chaque point il y a une inclinaison positive maxima — coïncidant avec la plaie linéaire, la pointe étant dirigée vers le centre, la tranche la moins large possible — et une inclinaison négative maxima correspondant au plan tangent à la sphère profonde (ces deux plans forment un angle constant quel que soit le point d'application, il est de 61°).

Ici encore une inclinaison positive transporte les deux plaies dans des circonférences à rayons de plus en plus grands ; une même pénétration de lame donnera des plaies plus grandes et un canal moins profond ; la plaie interne sera plus longue, la surface relativement plus petite.

Si le plan subit une inclinaison négative, c'est-à-dire, pour un même point d'application, si la pointe est dirigée plus en avant, la lame restera de plus en plus longtemps dans l'épaisseur de la cornée ; la plaie extérieure diminuera, l'interne fera de même, mais plus vite, et la surface relative grandira.

Dans les cas que nous venons de voir, les manœuvres destinées à obtenir une plaie interne plus grande (2) sont plus nécessaires que lorsqu'il s'agit de plaies linéaires, car la différence de longueur est bien plus grande ; elles sont aussi plus facilement applicables ; outre que la lance peut pénétrer très loin dans la chambre antérieure, elle peut effectuer des mouvements de laté-

(1) Il y a une limite : quand le rayon devient égal à la moitié de la corde donnée.

(2) (Voir p. 25.)

ralité sans que l'écoulement de l'humeur aqueuse lui soulève de trop sérieux obstacles. C'est ainsi que les iridectomies périphériques pourront être larges et à angles nets.

De plus, dans la région où ces plaies se placent habituellement,

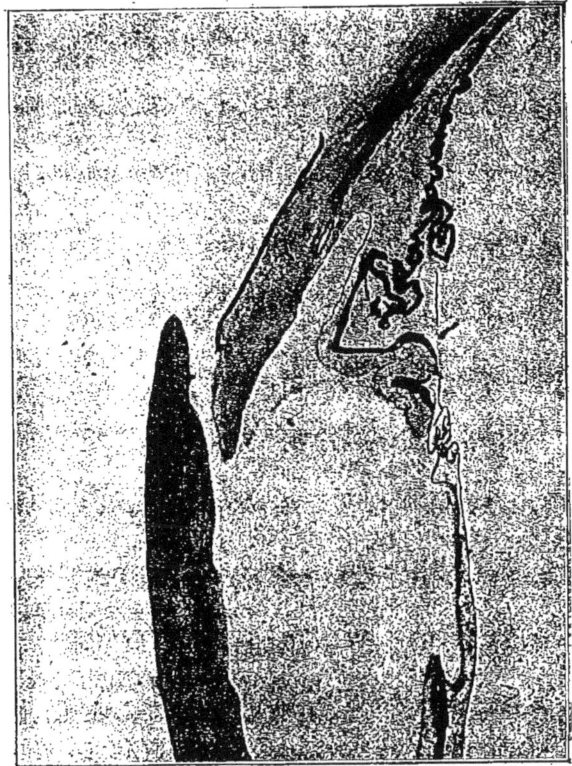

FIG. 9. — Gross. : 13 d.

la résistance des tissus et la direction de la force ne peuvent entraîner qu'une déformation très minime, et l'on n'aura pas à s'occuper des modifications qui peuvent en découler.

Couteau triangulaire. Couteau étroit. — Le couteau de Beer et le couteau de de Græfe peuvent être conduits dans les mêmes plans que nous avons envisagés tout à l'heure : soit parallèles à l'iris, soit inclinés à angle plus ou moins aigu ou obtus sur l'axe de l'œil.

La plus grande corde possible sera le diamètre du plan de base profond, le lambeau sera donné par la plaie entièrement située dans ce plan. Comme, à ce niveau, la circonférence intérieure de la cornée et la circonférence dessinée par ce plan sur la surface oculaire sont de rayons très différents, la différence de longueur entre les plaies sera assez considérable.

Le lieu où cette différence sera la moindre est le limbe, elle est à ce niveau de 2 fois 1 mm. 55 soit 3 mm. 10.

Si les deux points de ponction et de contre-ponction se déplacent symétriquement sur *l'équateur* de la cornée, la différence de longueur entre les plaies augmentera ; les sections, appartenant à des circonférences de plus en plus petites, diminueront de longueur, l'aire relative de la surface augmentera ; enfin, comme pour les plaies à la lance, si le couteau pénètre à 4 mm.08 du pôle, pour sortir en un point symétrique, il n'aura pas ouvert la chambre antérieure.

La figure 9, obtenue en coupant un œil opéré de cataracte par extraction simple, montre la largeur considérable du canal pour une plaie qui n'est qu'un peu plus cornéenne que celle de la figure 8.

Si les points de ponction et de contre-ponction se déplacent sur le limbe, nous aurons affaire à des cordes de plus en plus petites sous-tendant des arcs appartenant à des circonférences constantes : la différence entre les deux longueurs augmentera, le rapport entre la surface de section et la longueur utilisable augmentera également. Au moment où la plaie superficielle sera telle que l'arc qu'elle dessine aura pour flèche l'épaisseur de la cornée dans le plan de section, la plaie profonde sera évidemment nulle ; ceci a lieu pour une plaie superficielle de 7 mm. 7 de longueur (supposée faite en haut, voir p. 97).

Pour des points de ponction et de contre-ponction constants, *inclinaison* positive intéressera des circonférences de plus en plus grandes; la hauteur du lambeau diminuera (jusqu'à devenir nulle quand la plaie est devenue linéaire) et pour une même différence de corde, la flèche diminue proportionnellement plus vite

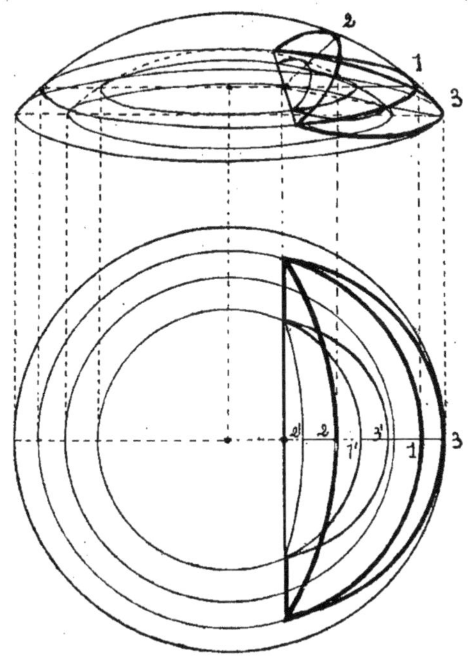

FIG. 10. — 1, 2, 3, sections superficielles; 1', 2', 3', sections profondes.

pour la plaie interne que pour l'externe, la surface devient de moins en moins grande, L'inclinaison négative donne au contraire un canal de plus en plus profond et une surface de plus en plus étendue (fig. 10).

Tissus intéressés. — La tranche intéressera le tissu cornéen seul tant que la plaie superficielle ne dépassera pas le limbe à la partie supérieure de la cornée. Ce sera le cas pour un lambeau parallèle à l'iris à points extrêmes situés, à droite et à gauche, à 0 mm. 5 au-dessus de la limite de la cornée transparente, ou bien si ces points sont au niveau du limbe, quand le plan a une légère inclinaison positive (d'angle variable avec la longueur de la plaie). Mais une section parallèle à l'iris commencée à la limite de la partie transparente aura son sommet en plein tissu opaque : sur la tranche on distinguera donc deux

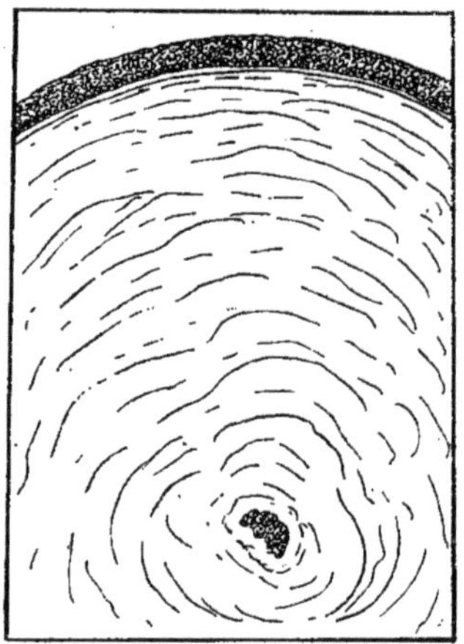

FIG. 11. — Section faite perpendiculairement à l'axe antéro-postérieur de l'œil. — La coupe est tangente à la sphère profonde ; on voit au centre quelques cellules du revêtement de la chambre antérieure, entourées d'une zone claire assez large formée par la tranche de la membrane de Descemet. La chambre antérieure n'est pas ouverte.

parties ; l'une transparente, très large au début, l'autre blanche, qui devient de plus en plus importante à mesure qu'on s'approche de la partie médiane de la plaie. Toujours, cependant, il restera tout autour de la lèvre profonde une zone de tissu cornéen pur (v. fig. 12).

A mesure que la ponction se fera plus périphériquement, la partie scléroticale de la tranche gagnera en largeur, jusqu'à l'occuper tout entière. La dernière plaie *profonde* possible sera cependant encore cornéenne et intéressera la membrane de Descemet.

Une série de coupes sur des yeux humains normaux nous a permis de retrouver ces détails, que montrait déjà l'étude des sections opératoires. Les figures 11 et 12 reproduisent les exemples les plus frappants.

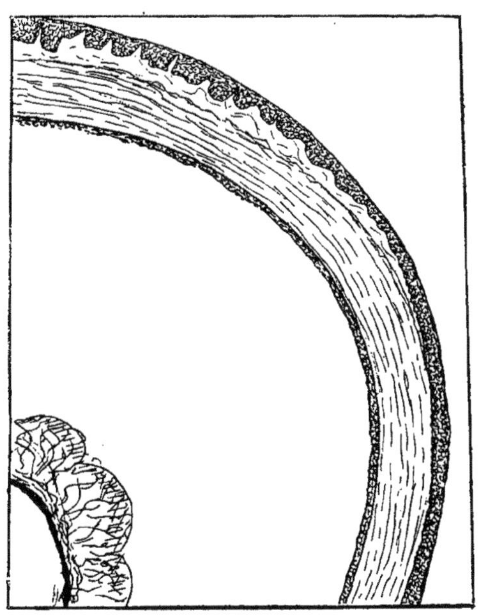

Fig. 12. — Section passant par la limite entre le tissu transparent et le tissu opaque sur les parties latérales. En haut et en bas elle intéresse le tissu sous-conjonctival et la conjonctive. L'iris est coupé également.

Un point nouveau s'offre ici à notre étude : si le couteau achève sa course dans le tissu opaque, il se dégagera en dehors de l'insertion de la conjonctive, et se trouvera sous cette membrane. Suivant que la plaie est plus périphérique (ou que l'inclinaison aura été plus négative), il cheminera un certain temps sous la conjonctive ; les conditions de résistance des tissus sont alors

extrêmement différentes, et il est impossible de calculer, à moins
d'un tranchant absolument idéal, ce que deviendrait le lambeau
si le couteau continuait sa progression commencée. Ces conditions anormales sont réalisées pour les coupes en celloïdine que
reproduisent nos figures.

Les chirurgiens ont l'habitude de tourner vers eux leur lame
et de sortir perpendiculairement au plan qu'ils avaient suivi
jusque-là. Ils peuvent donner au lambeau conjonctival ainsi formé
les dimensions qu'ils désirent (ou même n'en point faire du tout
s'ils relèvent le tranchant assez tôt). On peut ainsi accroître dans
des proportions considérables la surface de section.

Nous verrons plus loin ce que vaut le lambeau conjonctival au
point de vue de la cicatrisation. Pour l'extraction il devrait,
théoriquement, n'avoir aucune importance : la surface est bien
accrue, mais à cause de sa souplesse, et surtout parce que, le
plus souvent, on le rabat sur la cornée, il ne saurait être considéré comme faisant partie intégrante du canal, pour qui seules
les parties résistantes entrent en ligne de compte.

Les autres points de vue, tels que l'hémorrhagie qu'il entraîne
forcément, le fait que, rabattu sur la cornée, il cache le champ
opératoire pour la kystitomie ou la saisie de l'iris, les chances
que l'on a de le blesser au moment de l'iridectomie, sortent
trop de notre sujet pour que nous les discutions ; il faudrait,
d'ailleurs, pour les juger, une chose qui nous fait défaut : l'expérience.

L'application pratique des notions théoriques qui précèdent
permet de se rendre compte d'une foule d'influences secondaires
qui viennent modifier les surfaces de section.

D'abord il n'est plus permis d'assimiler le couteau étroit au
couteau triangulaire. Ce dernier seul reste pendant toute la durée de son action dans un même plan ; entre les mains d'un opérateur très habile il peut donner une plaie prévue d'avance et

régulière ; le couteau de de Græfe est, évidemment, susceptible
d'être conduit avec la même sûreté de main, et les élèves de
M. Panas (1) se rappellent avec quelle adresse ce grand chirurgien, par un véritable tour de maître, terminait d'un seul mouvement son lambeau des 2/5 de la cornée (son couteau était un peu
plus large que celui de de Græfe). Mais d'autres que lui, surtout
s'ils veulent jouir de tous les avantages qu'implique l'usage
d'un couteau étroit, doivent achever leur section grâce à une série
plus ou moins grande de mouvements de va-et-vient. Il est facile
de se convaincre, en examinant des sections, faites, même avec
le plus grand soin — et la plus grande tranquillité d'esprit —
sur des yeux de cadavres, et colorées à la fluorescéine, que
chaque arrêt, chaque mouvement, même dans le même plan, se
marque par une petite irrégularité de la section ; Gaupillat (2),
dans sa thèse, insiste sur les différences d'action des deux instruments dont nous parlons. « Nous avons, dit-il, comparé les
surfaces de section en les examinant à la loupe, et nous avons
été frappé de la différence des lèvres de la plaie... avec le couteau de Wenzel, plaie nette ; par conséquent, propre à la réunion.
Avec le couteau de de Græfe, angles nombreux, hachures, plaie
mâchée et ses conséquences. »

Pourtant, c'est ce dernier qui est aujourd'hui universellement
adopté ; c'est évidemment parce qu'il permet de rectifier la section
en cours de route. Alors qu'avec le premier il faut, dès le début, et pendant toute la durée de la section, « avoir l'œil » sur
deux points, au moins, simultanément : la pointe, le tranchant ;
avec le couteau étroit on fait successivement la ponction, la contre-
ponction, en portant toute son attention sur la pointe seule, que
l'on peut suivre pendant son passage dans la chambre antérieure,
puis il ne reste plus qu'à surveiller le plan dans lequel on va mou-

(1) F. DE LAPERSONNE, *Archives d'ophtalmologie*, XIII, p. 73, 1903.
(2) GAUPILLAT, *Contribution à l'étude de la cataracte, etc.* Thèse de Paris,
p. 23-24, 1879.

voir sa lame ; ce plan lui-même peut être modifié à volonté et
l'on peut obtenir, soit une section « simple » corrigée, soit une
section « complexe » voulue, selon qu'on a plus ou moins de
franchise envers soi-même.

Les recherches de M. Hocquard (1) sont très concluantes à ce
point de vue : il reproduit un certain nombre d'yeux opérés où
le trajet du couteau dans l'épaisseur de la cornée est courbe ou
brisé ; dans celles que nous figurons, et qui sont dues à des
chirurgiens expérimentés, il en est de même. Les plaies à la
lance, et, fort probablement, celles au couteau triangulaire, ne
montrent rien de semblable.

Ces changements de plan ont un effet relativement très différent sur les sections interne et externe ; Stellwag de Carion (2)
en reproduit quelques-unes dont nous retrouverons un exemple
au chapitre des plaies complexes (p. 79).

Un autre point à envisager est le suivant : jusqu'ici nous
avons compté avec des instruments de tranchant et de pointe
parfaits, avec une résistance des tissus idéalement petite. Dans
la réalité, les choses ne sont pas telles ; tout le monde a vu un
globe oculaire fuir devant le couteau, quand la pointe n'en est pas
irréprochable ; ce mouvement a pour effet de faire tourner le
globe soit autour d'un axe vertical, soit autour de son axe antéro-postérieur.

Dans le premier cas le plan dans lequel on mènera la lame ne
sera plus parallèle à l'iris, le couteau attaquera la cornée légèrement d'arrière en avant et risquera de rester longtemps dans
les lames de la cornée ; celles-ci empêcheront le chirurgien de le
guider aisément et le résultat sera une contre-ponction trop
cornéenne et une section excentrique.

Dans le second cas, où le globe tourne autour d'un axe

---

(1) Hocquard. *Ann. d'ocul.* 1901.
(2) Stellwag de Carion, *loc. cit.*, pp. 246 et suiv.

antéro-postérieur, ce qui se produit surtout quand la pince à fixer le saisit à la partie inférieure, dans le méridien, vertical, la contre-ponction peut être dans le même plan parallèle à l'iris que la ponction, mais elle se trouve déplacée de son parallélisme avec le diamètre horizontal de la cornée, et la section devient trop courte.

La surface de section change naturellement, et l'axe du canal également, de sorte que le chirurgien est exposé à de graves mécomptes, soit au cours même de l'opération, soit après.

Avec le couteau triangulaire, dont la pointe est forcément moins aiguë, et dont la marche, une fois commencée, ne peut plus être modifiée, ces inconvénients sont certainement très grands, mais même avec les couteaux de de Græfe un peu larges, tels que celui de Panas entre autres, la chose arrive souvent, et l'idée de M. Nicati (1), qui cherche à améliorer la pointe des couteaux étroits, est des plus logiques.

Tous les traités didactiques (2) mettent en garde contre l'égarement de la pointe dans les lames de la cornée, et nombre de chirurgiens recommandent de donner, pour la ponction, une direction plus normale à l'instrument, quitte à le relever jusqu'au parallélisme une fois la chambre antérieure entamée ; il est intéressant de constater que ce sont surtout ceux qui se sont servis du couteau triangulaire.

M. le professeur de Lapersonne ne manque jamais dans son cours d'opérations d'attirer l'attention sur ces points, et de raisonner la position qu'il donne à sa pince à fixation dans le but d'éviter le plus possible ces petits effets, qui ne sont pas à

(1) Nicati, La pointe des couteaux à cataracte. Fâcheuse routine à déraciner. *Archives d'opht.*, XIII, p. 136, 1893.

(2) Voy. en particulier le bel ouvrage de M. Terrien : *Chirurgie de l'œil et de ses annexes* (t. XI du *Traité de médecine opératoire et de thérapeutique chirurgicale*, publié sous la direction de M. Paul Berger et Henri Hartmann) Paris, G. Steinheil, 1902.

négliger : la place la meilleure serait le point directement opposé à la ponction, elle est impraticable ; de même si la pince saisit un peu plus bas, la pointe du couteau vient blesser la bride conjonctivale formée par elle, et l'on doit s'arrêter, selon notre maître, à un point intermédiaire entre l'extrémité du diamètre transversal de la cornée et le point le plus inférieur de celle-ci.

Dans un autre ordre d'idées, la topographie de la chambre antérieure nous apprend — et la coupe figurée page 52 nous prouve — que le plan passant par le limbe, au niveau du diamètre transversal, est tangent au cristallin et blesse, par conséquent, l'iris qui est antérieur sur une certaine étendue. L'instrument doit donc dans les cas d'une plaie, même modérément périphérique, contourner cet obstacle possible, et varier de position entre la ponction et la contre-ponction ; que l'humeur aqueuse s'écoule en partie, et la sortie en un point exactement symétrique devient impossible. A plus forte raison en est-il ainsi quand, pour une raison ou pour une autre, la profondeur de la chambre antérieure se trouve diminuée. Il est difficile d'obtenir exactement la contre-ponction prévue ; l'iris, chose qui est moins fréquente avec le couteau triangulaire, se présente au tranchant de l'instrument, et l'on doit souvent se résoudre à terminer la plaie avec une certaine inclinaison positive.

Nous empruntons à Stellwag de Carion les figures 13, 14 et 15 (1) qui représentent des sections faites au couteau de Beer ; dans le premier cas le couteau fut conduit régulièrement dans un plan parallèle à l'iris : les deux plaies sont concentriques et le résultat peut être considéré comme conforme à la

(1) Dans toutes ces figures, la partie gauche représente la surface de la cornée avec sa forme elliptique ; nous avons cru pouvoir nous convaincre que Stellwag a quelque peu exagéré cette particularité ; la partie droite donne la surface profonde, la limite circulaire coïncidant avec l'insertion du tissu trabéculaire.

théorie. Dans la seconde, le couteau fut introduit très oblique-

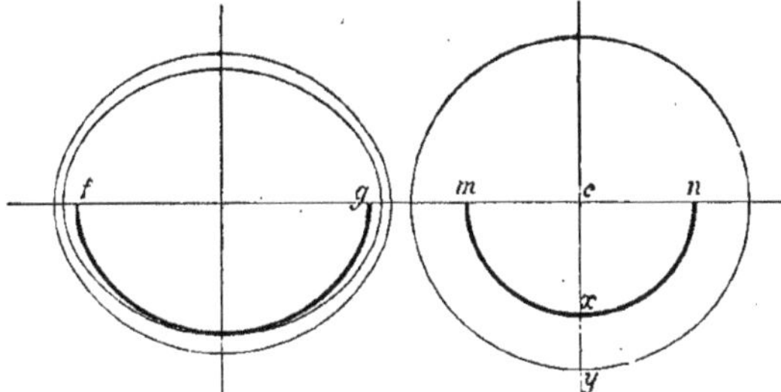

FIG. 13.

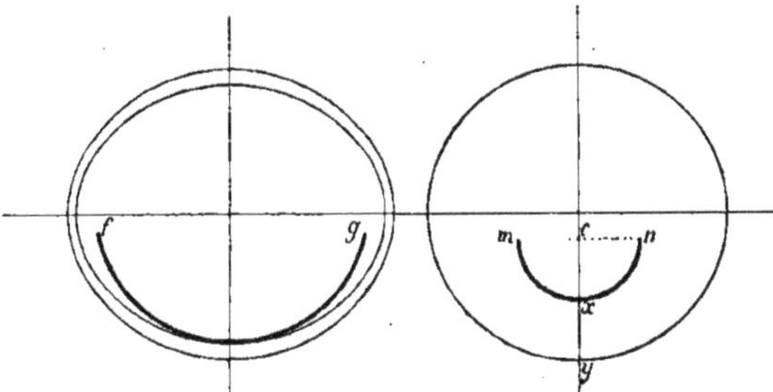

FIG. 14.

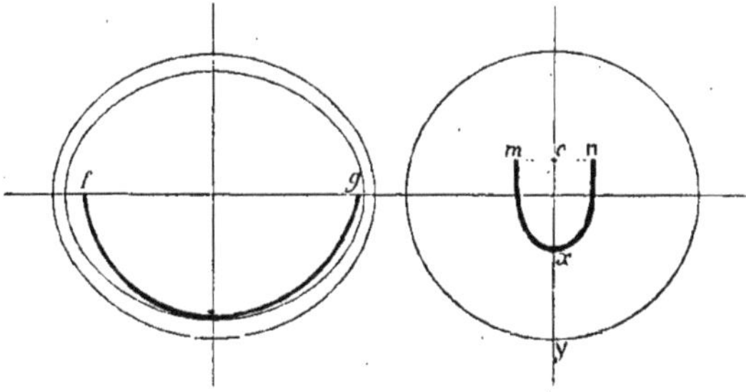

FIG. 15.

ment (d'arrière en avant) et ressorti de même (d'avant en arrière),
la section est terminée parallèlement à l'iris : la différence de

longueur entre les plaies est considérablement accrue. La troisième figure, enfin, montre un cas où, après ponction et contre-
ponction très obliques, le plan de section reçut une inclinaison
progressivement *négative*. Résultat : plaie interne (corde) très
courte, lèvre appartenant, à mesure de son achèvement, à des
circonférences de rayon de plus en plus petit. L'usage du couteau étroit, beaucoup plus varié dans ses applications, donna à
l'auteur que nous citons le cas que reproduit la figure 16. Ici,
après ponction parallèle à l'iris, la contre-ponction fut faite

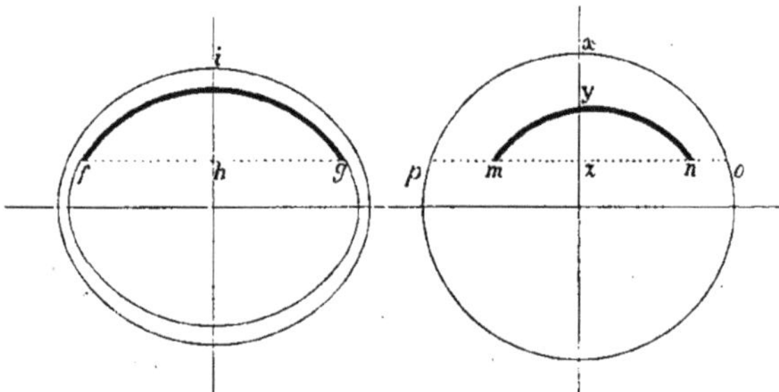

FIG. 16.

(involontairement) un peu oblique, et la plaie profonde reçut la
situation excentrique que l'on voit ; de plus, la section superficielle
suit exactement le limbe, elle a donc une certaine inclinaison
positive, qui donne une section profonde non concentrique avec
la circonférence cornéenne : un lambeau surbaissé.

Histoire des sections à lambeaux. — Il est évident que le
premier nom qu'il convient de citer, à propos de l'extraction à
lambeau, est celui de JACQUES DAVIEL ; l'étude de son procédé
nous montre, cependant, que sa plaie ne rentre pas exactement
dans la catégorie de celles que nous avons appelées les plaies
simples. Le seul nombre des instruments employés rendrait
impossible de rester rigoureusement dans un même plan.

Il serait légitime, d'autre part, d'élever quelques doutes sur la régularité d'une section aussi compliquée ; ils doivent tomber, cependant, devant les affirmations de ceux qui, comme de Wecker, ont exécuté le procédé, et celles de Daviel lui-même. Voici, en effet, ce qu'il dit dans une réplique à Béranger : « M. Béranger n'a jamais sçu se servir, sans doute, des ciseaux, puisqu'il ne conçoit pas que la coupe de la cornée par eux puisse jamais se faire exactement circulaire, mais bien plutôt rompue par plusieurs angles obtus. Cette théorie ne se rencontre pas vraye dans une pratique exacte (1)... »

Mais ce qu'il y a lieu de mettre en lumière, c'est qu'à l'aide de ciseaux, les deux plaies, comme nous le dit de Wecker, parallèles l'une à l'autre, étaient, « écartées, à peu de chose près, de la largeur de l'épaisseur de la cornée » ; la *tranche*, dans son ensemble, n'était donc jamais parallèle à l'iris, si ce n'est, peut-être, au niveau de la première ponction, mais appartenait à une surface courbe. A ce titre, ce procédé, comme le second du même Daviel, trouverait place au nombre des plaies complexes.

La section superficielle suivait la jonction des parties transparente et opaque, la surface entière, par conséquent, occupait le tissu cornéen pur.

Nous verrons plus loin ce que pouvait valoir cette tranche au point de vue de l'issue du cristallin et des suites de l'opération ; la plaie profonde était sensiblement plus grande que celle que donne une section parallèle à l'iris au même niveau extérieurement. Citons encore l'étendue du lambeau (2) qui a sa part dans

(1) De Wecker, Réminiscences historiques sur la cataracte. *Archives d'opht.*, XIII, pp. 212-233, 1893.

(2) Une discussion s'est élevée, il y a quelques années, au sujet de savoir si le lambeau de Daviel dépassait, ou non, le diamètre de la cornée. Le texte de l'auteur « terminer la section un peu au-dessus de la prunelle », et les figures qui l'accompagnent, nous semblent cependant assez clairs. De plus, un de ses contemporains, Sharp (*A critical Enquiry in to the present state of surgery*, Londres 1754), critique le lambeau de deux tiers de la cornée, à cause des pertes de vitré qu'il peut occasionner. Daviel lui-même, d'ailleurs, le réduisit plus tard à la demi-circonférence.

les graves déboires qu'éprouva Daviel, et dans l'abandon qu'il fit de sa méthode en faveur d'un nouveau procédé, auquel nous faisons allusion plus haut et que nous décrirons à propos des sections complexes.

Aussitôt qu'avec LA FAYE l'arsenal se réduisit à un seul instrument, la tranche dut changer d'aspect. Voici comment procédait cet auteur (1) : « Je porte la pointe sur la cornée, du côté du petit angle, à la distance d'une demi-ligne environ de la sclérotique, et vis-à-vis de la pupille ; je traverse la chambre antérieure et je perce ensuite la cornée une deuxième fois du côté opposé, à une égale distance de la sclérotique ; j'incline un peu en avant le tranchant du bistouri, que je glisse doucement en long ; j'achève ainsi de faire, à la partie inférieure de la cornée, une incision en forme de croissant, en biseau, et suffisamment grande pour laisser sortir le cristallin. » Donc : ponction et contre-ponction à 1 mm. 125 du limbe, au niveau du diamètre horizontal, et légère inclinaison positive.

Après lui POYET, SHARP (2) et WARNER, PH. YOUNG (3) à Edimbourg, TENON (4), décrivirent des couteaux de formes diverses à l'aide desquels ils faisaient le lambeau en trois temps. Ce sont des incisions *simples*, parallèles à l'iris, le plus souvent au niveau même du limbe.

En 1753, une nouvelle orientation apparaît : BÉRANGER présente son couteau large, à tranchant convexe, qui lui permet, par la simple progression de sa lame, de terminer le lambeau.

La profonde différence qui existait entre la surface de section

(1) LA FAYE, *Mémoires de l'Académie royale de chirurgie de Paris*, t. II, p. 563, 1752.

(2) SHARP, Dissertation à la *Société royale de Londres*, 1753. — *Philosophical transactions*, XLVIII, 1753, Londres.

(3) PH. YOUNG, *Some observations on the new method of curing the cataract.* Edimbourg, 1756.

(4) J.-R. TENON, *De Cataracta*. Thèse présidée par J.-B. Androville. Paris, 1757.

obtenue avec ces nouvelles méthodes et la sienne propre n'avait pas échappé à Daviel. Les expériences qu'il fit sur le cadavre lui montrèrent tous les inconvénients des procédés de Tenon et de Béranger : l'œil fuyant devant un instrument, même bien aiguisé, et rendant impossible une contre-ponction symétrique, les blessures de l'iris, etc. Il fait remarquer (1) que le couteau de Béranger... « coupe cette membrane (la cornée) en bec de flûte, c'est-à-dire plus de la lame interne que de la lame externe, inconvénient capable de rendre la cicatrice plus large et plus proche de la prunelle, par conséquent plus difforme. »

Pallucci, à l'aide d'un couteau analogue, mais terminé par une aiguille-guide, avait déjà fait la même plaie plusieurs années auparavant.

Les auteurs qui suivirent s'en tinrent, pour la plupart, aux procédés par ponction et contre-ponction, comme Gerard ten Haaf (2) (1761), Zacharias Vogel (1762), Pellier père (3) (1764). Ils parlent peu de ce qui nous intéresse particulièrement ici, et ne modifient que le couteau.

Colombier (4) se soucie plus de la « difformité de la cicatrice » et de l'influence de la section sur l'issue du corps vitré ; il incisait la cornée à l'aide d'une lance, mais pour évacuer les cataractes molles.

Les frères Grandjean (5) reviennent aux instruments multiples ; ils agrandissent l'incision première à l'aide d'un petit couteau au lieu des ciseaux de Daviel.

---

(1) De Wecker, *loc. cit.*, p. 216.

(2) G. ten Haaf, *Korte Verhandeling, door Voorbelden gesterkt, nopens de nieuwe Wyze van de Cataracta te geneesen, door van het cristalline Vocht uit het Oog te neemen.* Rotterdam, 1761.

(3) Pellier de Quengsy, *Précis ou cours d'opérations sur la chirurgie des yeux*, I, 363. Paris, Montpellier, 1789.

(4) Colombier, *Nova de suffusione, seu cataracta oculi anatomia et mechanismo...* Thèse de Paris, 1765.

(5) Pellier de Quengsy, *loc. cit.*, I, p. 357.

Coutouly (1), de même, emploie une lance et un second couteau. Gisbertus de Witt, de Rotterdam (1869), Pamard, d'Avignon (2), modifient le couteau de Béranger, mais en gardant le même lambeau.

Richter (3), de nouveau, préconise la section en trois temps ; il se sert d'un couteau plat, pour que la ponction et la contre-ponction fussent à égale distance de la sclérotique.

Lobstein, de Strasbourg (1770), fait un lambeau, très cornéen, dont les points extrêmes sont à 2 mm. 25 du limbe.

Pope (4), de Troyes, se sert de deux instruments. Favier (1761), Vinsel (1771) se rallient au couteau unique, dont ils proposent chacun un modèle nouveau.

Conti (5) (1772) emploie de nouveau les ciseaux pour terminer la section.

Aucun d'eux ne s'occupe particulièrement de la section en elle-même.

Durand, de Chartres, précise davantage : il fait, toujours avec un couteau de son invention, la ponction et la contre-ponction à 1/2 ligne (1 mm. 12) de la conjonctive, et achève la section (inférieure) en *évitant de la terminer en languette*.

Rien dans Siegerist (1777), Casaamata (6) (1779), Mursinna (7) qui font tous le lambeau en usage de leur temps.

Desault (8), dans son *Introduction à l'étude de toutes les*

Langenbeck (1) pénètre à une demi-ligne (1mm.12) du bord cornéen; à ce niveau le plan parallèle à l'iris intéresse une assez grande épaisseur de cornée, aussi risquait-on de pénétrer entre les lames de celle-ci ; c'est pourquoi Langenbeck recommande de faire la ponction en dirigeant la pointe du couteau vers l'iris, et de ne le relever que pour traverser la chambre antérieure ; comme son instrument était triangulaire, il devait s'ensuivre un point irrégulier au début de l'incision.

Rien de particulier à signaler à partir de ce moment ; les couteaux se succèdent, tantôt plus larges, tantôt plus étroits, plus bombés, plus rigides ; mais ni C. Græfe (1818), de Santa-Anna, Bischoff, Conradi, Ware, ne modifient sensiblement le lambeau.

Nous devons nous arrêter, au contraire, à Santerelli (2) qui proposa une lance, plane (et non creuse comme le croit Czermak) à bords tranchants *parallèles*, de 11mm.30 de large et terminée en pointe triangulaire. L'instrument enfoncé en haut, en plein limbe, et parallèlement à l'iris, donnait, si on le poussait assez loin, deux plaies, interne et externe, de même longueur et un « Wundcanal » à bords parallèles et très net. Le procédé avait fort probablement de grands inconvénients au point de vue de l'exécution, car il n'eut pas de retentissement malgré ses avantages apparents.

Schiferly (1795), Arnemann (1803), Phipps, Taddini, Charles Bell (1815), Himly (1806), Adams (1807), Demours (1818), Rust(1820), Parfait-Landreau (1827) exécutent tous le lambeau parallèle à l'iris, chacun, bien entendu, à l'aide d'un couteau particulier dérivé de celui de Beer ou de Wenzel.

Furnari (1839), Blazius (1840) ne changent encore rien à l'incision et se contentent de présenter des instruments très compliqués pour la pratiquer.

(1) Langenbeck, *Bibliothek für die Chirurgie*, t. I, p. 531. Berlin, 1793.
(2) G.-G. Santerelli, *Ricerche per facilitare il caleterismo e la estrazione della cateratta*. Vienne, 1795.

Avec Guépin, de Nantes, réapparaît le souci de la plaie en elle-même. La lecture de son mémoire montre qu'il formait un lambeau de hauteur très petite, en donnant à son couteau une inclinaison positive très prononcée. Voici son texte (1) :... « Nous entrons parallèlement à l'iris dans la cornée, à la hauteur du centre de la pupille, en commençant notre incision le plus près possible de la jonction de la cornée et de la sclérotique. Puis nous passons de l'autre côté, et nous faisons sortir notre pointe le plus près possible de la jonction de la sclérotique et de la cornée, de sorte que les deux points extrêmes de notre incision sont aux deux extrémités d'un diamètre de la cornée. Cela fait, nous inclinons légèrement le couteau vers nous et nous coupons en sciant... Si l'on a saisi notre manœuvre avec soin, on a dû remarquer que notre lambeau de la cornée ne descend pas beaucoup au-dessous de la pupille... La cicatrice est plus facile et plus nette, parce que notre section ne présente pas de biseau. » Ce n'est pas un vrai procédé linéaire puisque, pour les points extrêmes qu'indique Guépin, il faudrait une incision directement transversale.

Pétrequin (2), à la même époque, pratique le lambeau parallèle à l'iris, mais *très cornéen*. Il opère sur le côté. « Saisissant l'instrument (couteau de Beer court et large) comme une plume à écrire, nous dit le chirurgien de Lyon, j'en enfonce la pointe dans la cornée, à une demi-ligne (1mm.12) de la sclérotique, de manière à traverser nettement cette membrane ; aussitôt que je suis entré dans la chambre antérieure, je dirige la lame obliquement dans le sens du plan de l'iris, et je vais le faire ressortir en bas, en un point homologue au point d'entrée ; je

---

(1) Guépin, Mémoires sur l'extraction de la cataracte. *Annales de la Société des sciences médicales et naturelles de Malines*, 1841. — Voir aussi *Annales d'oculistique*, I, p. 162, 1842. — Cité par Stöber.

(2) Petrequin, Mémoire sur un nouveau procédé opératoire de la cataacte par extraction. *Annales d'oculistique*, VI, p. 193, 1842.

pousse ensuite le manche pour achever l'incision semi-lunaire par la seule progression du tranchant. J'évite ainsi de labourer les lames kératiques et de tailler les bords de la plaie trop en biseau ; ils sont parallèles à la sclérotique et comprennent à peu près la moitié de la circonférence du miroir de l'œil. » Pour être parallèle à l'iris, la section qui débute à 1mm.12 en deçà du limbe, dans le diamètre vertical, doit avoir son sommet très loin dans la cornée sur la partie latérale.

LAUGIER (1), à l'aide d'un *keratotome* de son invention et consistant en deux lames appliquées l'une sur l'autre et qui s'écartaient au moment où l'on retirait l'instrument de la chambre antérieure, obtenait, comme le fait remarquer STÖBER (2), « une section des lames profondes de la cornée toujours aussi étendue que celle des lames superficielles ».

Les graves accidents des premiers jours de la guérison, toujours aussi fréquents, firent bientôt rechercher un moyen d'obtenir une cicatrisation prompte, ou une meilleure contention des deux lèvres de la plaie.

C'est ainsi qu'en 1851 nous rencontrons le procédé d'extraction sous-conjonctivale dû à DESMARRES. Cet auteur (3) explique qu'après avoir conduit son couteau parallèlement à l'iris pendant les deux tiers du lambeau, il le dirige en arrière (inclinaison négative) « de façon à pousser l'incision sous les limites de la cornée, et de là sous la conjonctive bulbaire ». Il intéressait à la partie médiane, sur une largeur de 4 millimètres (Desmarres), des tissus plus vasculaires que la cornée.

Le premier chirurgien qui ait employé un procédé de ce genre est en réalité ALEXANDER, de Londres, en 1825.

<hr>

(1) LAUGIER, Nouvelle aiguille à lance mobile pour l'abaissement. Kératotome caché, terminé par une lance mobile articulée pour l'extraction de la cataracte. *Annales d'ocul.*, XXVIII, p. 113, 1852.

(2) STÖBER, *loc. cit.*, p. 37.

(3) DESMARRES, Extraction sous-conjonctivale de la cataracte. *Mémoire à l'Institut de Valence*, 1851.

Depuis, l'extraction sous-conjonctivale fut mise en pratique, par v. Hasner (1) en 1873, Schweigger en 1897 qui opèrent tous deux par en bas ; puis Vacher et Pansier (2), indépendamment l'un de l'autre, décrivirent, en 1899, une extraction par en haut, à « pont adhérent ».

Les résultats furent, paraît-il, excellents au point de vue de la réunion rapide, mais les prolapsus étaient aussi nombreux qu'avant (Schweigger). Pour notre part, nous n'avons vu qu'un œil opéré par cette méthode, et il présentait un enclavement irien énorme, avec une cicatrice très défectueuse ; il est vrai de dire qu'il s'agissait d'une malade très indocile, comme le prouva sa conduite lors de l'opération de son second œil, à l'Hôtel-Dieu.

Enfin, citons le procédé de Czermak (3), très ingénieux mais sensiblement plus compliqué, qui trouverait ses indications dans tous les cas où une bonne contention de la plaie et une fermeture précoce sont particulièrement désirables.

Dans un but analogue à celui que se proposait Desmarres en 1851, Coursserant (4), le premier, préconisa le lambeau conjonctival tel qu'il fut repris tant de fois depuis. S'appuyant sur la guérison rapide et simple des plaies conjonctivales, il ménage à la partie médiane un lambeau d'une étendue « égale à celle de l'ongle de l'index ». (Voir aussi page 84.)

Enfin, en 1866, le docteur Williams (5), de Boston, appliqua,

(1) V. Hasner, Die Subconjunctivalextraction. Vorläufige Mittheilung. *Wiener med. Wochenschrift*, p. 229, 1873.

(2) Pansier, L'extraction de la cataracte par incision avec lambeau conjonctival adhérent. *Annales d'oculistique*, CXXII, p. 267.

(3) W. Czermak, Uber Subconjunctivalextraction. *Compte rendu de la 31ᵉ réunion de la Société ophtalm. de Heidelberg*, p. 115, 1903.

(4) Coursserant, Nouveau procédé d'extraction de la cataracte. *Société de méd. pratique*, 7 juin 1860. *Annales d'oc.*, XLIV, p. 246, 1860.

(5) Williams, Suture of the flap after extraction of cataract. *Transactions of the American ophthalmological Society*, 1866. — Des aiguilles pour pratiquer la suture après l'extraction de la cataracte. *Compte rendu du Congrès de Londres*, p. 194, 1873.

pour la première fois, une suture au milieu du lambeau cornéen. Des procédés analogues sont encore en usage aujourd'hui.

C'est vers cette époque que commença la lutte, dont nous avons parlé plus haut, entre les partisans des méthodes linéaires et les chirurgiens attachés à l'extraction à lambeau. L'incision sclérale de JACOBSON (1), qui opérait par en bas, est le type du grand lambeau périphérique (en dehors du limbe) parallèle à l'iris ; son auteur lui resta toujours fidèle, quoique admirateur, et même défenseur de de Græfe ; il voyait surtout dans le procédé de ce dernier l'avantage de la situation périphérique qui, justement, fut très vivement attaquée, entre autres, par Liebreich, dont nous avons décrit la section.

Maurice PERRIN (2), au contraire, considère les plaies cornéennes comme préférables ; les angles de sa plaie sont situés à la limite cornéo-sclérale, à 2 millimètres au-dessus du diamètre horizontal, le sommet à 1 à 2 millimètres au-dessous du limbe. La base du lambeau mesure 9 millimètres, dit-il (la plaie intérieure, par conséquent, a 6 mm. 34), mais quand on prévoit une cataracte volumineuse, les points de ponction et de contre-ponction sont reculés de 1 millimètre dans le bord scléral.

STEFFAN (3) exécutait, par en bas, un lambeau à angles très scléraux, à 2 millimètres au-dessous du diamètre horizontal, avec une inclinaison positive telle, que la partie médiane se trouvait très cornéenne : à 1 mm. 5 du limbe, pour des malades de moins de 44 ans, à 0 mm. 5 à 1 millimètre au-dessus de cet âge. Il s'appuyait sur les dimensions des noyaux cataractés, qui dépassent rarement 8 millimètres de diamètre avant 44 ans, mais peuvent, plus tard, atteindre 9 millimètres et 9 mm. 5. La lon-

(1) P.-J. JACOBSON, *Ein neues und Gefahrloses Operationsverfahren zur Heilung des Grauen Stares.* Berlin, 1863.

(2) M. PERRIN, Des divers procédés d'opération de la cataracte. *Société de chirurgie,* 2 avril 1873.

(3) STEFFAN, Der periphere flache Lappenschnitt. *Arch. für Opht.*, XXIX, 2, p. 167, 1883.

gueur (distance d'un angle à l'autre) de sa plaie superficielle était de 13 millimètres ; il évalue sa plaie profonde à 10 millimètres, au minimum (entre 10 et 11).

Parmi ceux qui n'avaient, à aucun moment, abandonné l'ancienne méthode pour la nouvelle, il convient de nommer Hasner, Desmarres, etc. ; nous avons vu que la plupart de ceux qui avaient suivi de Græfe furent obligés de revenir peu à peu en arrière.

C'est ainsi que Horner (1), fervent ami du chirurgien de Berlin, fut amené à faire un lambeau de 3 millimètres de hauteur, auquel il donnait toujours (*ganz kaltblütig* — froidement — comme dit Steffan, *loc. cit.*, p. 168) le nom de section linéaire. Il avait 12 millimètres de base ; les points de ponction sont un peu plus bas et plus près du bord cornéen que ceux de de Græfe (à 1 millimètre du limbe), et la section restait partout à égale distance de la cornée ; il se formait un lambeau conjonctival assez sensible. C'est, comme on le voit, un lambeau un peu moins haut, mais plus large que celui de Jacobson.

Knapp, Bæuerlein (2), d'autres encore, modifièrent à leur façon la section de de Græfe.

En France, la tendance générale avait été plus conservatrice, malgré les essais de Notta, Giraud-Teulon, que nous avons vus, et le procédé de Lebrun et Warlomont qui taillaient un lambeau très particulier, en pleine cornée, et que nous décrirons plus loin.

Mais le mouvement de retour à la méthode à lambeau large ne s'accentua réellement que grâce à de Wecker (thèse de Cuisnier) qui, en 1875, recommanda une section occupant la limite même entre le tissu transparent et le tissu opaque, et embras-

---

(1) Muralt, *Die Starextractionen der ophthalmologischen Klinik in Zürich, 1870-1880.* Thèse de Zurich, 1882.

(2) Bæuerlein, Bericht über 100 Starextractionen mittelst peripheren Linearschnittes. *Bayr. ärtzll. Intellig. Blatt.*, n° 9, 1878.

sant *un tiers* de la circonférence cornéenne. La plaie superficielle avait dans ce cas 11 mm. 32 de long d'après de Wecker (la
profonde par conséquent environ 8,52). Voici comment de Wecker
veut voir exécuter son procédé : ponction et contre-ponction, le
couteau tenu parallèlement à l'iris ; pousser la lame en abaissant le manche, de façon à tailler du même mouvement la plus
grande partie de la section ; terminer celle-ci en retirant le couteau, et en l'inclinant un peu en avant, afin *d'éviter le lambeau
conjonctival.*

Stellwag de Carion se rangea à ce procédé, en abaissant
quelque peu sa base ; il fut adopté aussi par Le Fort.

La réapparition de ce lambeau fut saluée par certains chirurgiens français comme un retour à la méthode de Daviel, quoiqu'il n'eût ni la situation, ni l'étendue, ni la surface de section
de celui du grand oculiste. Alors que de Wecker se servait du
couteau étroit, on alla même jusqu'à reprendre les couteaux de
Wenzel, ou plutôt de Beer qui ne demandent pas de mouvement
de scie pour achever la section et protègent l'iris ; la difficulté
de leur maniement, regardée par beaucoup comme un désavan-
tage (Le Fort), fut défendue au contraire par Gaupillat (1) par
exemple, qui voulait avant tout une plaie nette.

Enfin Chavernac (2) alla plus loin encore et reprit même la
section par en bas, au couteau de Beer. Il fut d'ailleurs assez
isolé, la plupart des chirurgiens en effet s'en tinrent à l'extraction
par en haut.

Cherchant, avant tout, à réduire le plus possible la douleur
éprouvée par le malade (la cocaïne n'existait pas encore) et la
pression exercée sur le globe oculaire, M. Landolt (3) opérait
par en bas, sans écarteur, en se tenant dans le limbe. La base

(1) Gaupillat, Thèse citée, p. 23.
(2) Chavernac, Extraction de la cataracte. Retour à la méthode de Daviel.
Annales d'oculistique, LXXXIX, p. 43.
(3) E. Landolt, Compte rendu de sa clinique pour 1878.

de son lambeau variait avec les dimensions du noyau à extraire.

A partir de ce moment, avec l'apparition de l'antisepsie, l'opération de la cataracte perdit beaucoup de son côté « effroyable » (furchtbar). L'accord se fit insensiblement sur un certain nombre de sections, assez analogues au point de vue de la surface : plaies parallèles à l'iris, situées dans le limbe et ne différant que par l'étendue de la circonférence qu'ils intéressent. PANAS, après avoir coupé la moitié de la cornée au moment où il préconisait les lavages de la chambre antérieure, s'arrêta à un lambeau de 2/5 de la cornée. Il recommandait le *biseau* qui devait donner une bonne surface de cicatrisation. GAYET (1) indique les 3/7 de la circonférence, comme longueur d'incision, etc., etc.

Les discussions ne s'élevèrent plus qu'au sujet de l'opportunité de l'iridectomie, qui ne nous intéresse pas ici, du lambeau conjonctival, etc. (2).

Certains chirurgiens, tels que BOURGEOIS (3), imaginèrent des manuels particuliers, mais pour obtenir une surface analogue à celles en usage ; d'autres enfin pratiquent encore aujourd'hui des sections à plusieurs plans ; nous les trouverons au prochain chapitre.

(1) Rapport sur l'opération de la cataracte. Compte rendu du *VII° Congrès international d'opht.* Heidelberg, p. 116, 1888.

(2) Voir ABADIE, Des procédés actuels d'extraction de la cataracte. *Annales d'oc.*, XCVI, p. 257, 1886. — E. LANDOLT, L'opération de la cataracte de nos jours. *Archives d'opht.* XII, pp. 401, 465, 529, 1892.

(3) BOURGEOIS, Extraction simple de la cat. sénile par kératotomie latérale. *Annales d'oculistique*, CXXV, p. 10, 1901.

INCISIONS COMPLEXES

D'après nos conventions, nous appellerons complexes, les plaies dont la tranche n'est pas entièrement comprise dans un même plan ; de telles plaies s'obtiennent quand la lame de l'instrument subit, au cours de sa progression, une série de rotations autour de son axe. Ces variations peuvent se produire graduellement, ou brusquement, et le profil de la plaie visible dessiner une courbe ou une ligne brisée.

Il est possible, encore, de distinguer celles qui appartiennent à des plans différents, mais passant tous par le centre de la sphère cornéenne ; ces conditions sont remplies quand l'incision dessine à la surface autant de portions de grand cercle qu'il y a eu de variations dans la direction du tranchant, et quand les deux plaies sont séparées par une épaisseur de cornée égale à la différence entre les deux rayons de courbure de cette membrane.

Ce serait le cas, d'après Stöber (1), pour les sections trapézoïdes de SIGWART, parmi les plaies *anguleuses*.

Une plaie *courbe* qui remplira les mêmes conditions sera telle que sa tranche appartiendra à la surface d'un cône dont le sommet est au centre de la sphère cornéenne ; on pourrait l'obtenir en se servant de la pointe d'un couteau de de Græfe. Certains auteurs se sont efforcés de réaliser une plaie linéaire à

(1) V. STÖBER, Thèse citée, p. 67.

section courbe, mais ils n'ont jamais taillé une *surface* répondant à la définition.

Les lambeaux complexes, au contraire, sont nombreux et de variété infinie.

Lance. — Une fois engagée dans l'épaisseur de la cornée, la lame de la lance se trouve maintenue de telle sorte qu'une inclinaison *brusque* du manche ne saurait être obtenue sans entraîner tout le canal, et amener une déformation de la cornée qui peut être très considérable ; la partie de la cornée attaquée s'aplatit, et si la lance est poussée dans sa nouvelle position, on obtient une plaie impossible à prévoir.

Une inclinaison *graduelle*, au contraire, est possible ; les tiraillements qu'elle provoque aux angles de la plaie sont moins appréciables, puisqu'ils sont aussitôt compensés par une section.

Supposons la lance appliquée normalement, comme pour une section linéaire, puis *relevée* à mesure qu'elle pénètre ; la plaie extérieure appartiendra à des cercles de plus en plus petits. Ce mouvement d'abaissement du manche (relèvement de la pointe) pourra commencer à des moments très différents, et l'on se rend compte de la grande importance de ce fait au point de vue de la plaie intérieure : si c'est avant que toute l'épaisseur de la cornée ait été traversée, il existera un petit canal intra-cornéen de longueur variable, suivant la rapidité de l'inclinaison, et la sphère intérieure ne sera attaquée que plus ou moins longtemps après l'extérieure ; il en résultera une grande différence de forme.

Les deux extrémités de l'incision superficielle, à mesure qu'elle se dessine, s'approchent de plus en plus du limbe jusqu'à ce que la lame occupe un plan parallèle à l'iris ; à partir de ce moment ils s'en éloignent.

Les plans, dans lesquels est comprise la plaie, coupent la sphère de plus en plus loin de son centre ; ce qui donne une surface étroite au début (de 1 millimètre) où la section est pour ainsi dire linéaire, et qui va en s'élargissant, jusqu'à maximum quand la lame est parallèle à l'iris.

Le contraire a lieu si la lame est inclinée en sens inverse (positivement) : c'est-à-dire si, après un commencement de plaie parallèle à l'iris, le manche est relevé, de façon à ce que l'axe de l'instrument s'approche de plus en plus de la direction d'un rayon. Ici l'influence du moment où commence cette inclinaison sera bien plus grande encore que tout à l'heure, puisque l'épaisseur de cornée à traverser au début est plus considérable. Suivant que la pointe attaque la sphère profonde plus ou moins tôt, la tranche sera plus ou moins large à la partie médiane, et le sommet de la plaie utilisable sera beaucoup plus loin de la périphérie que la plaie visible.

A ses deux extrémités la section se rapproche de plus en plus de la linéarité ; la largeur du canal diminuera donc de même à ce niveau.

Alors que dans le premier cas la tranche du lambeau cornéen était convexe, et venait se loger dans la surface concave de la partie oculaire, ici la surface de section du lambeau est creuse et recouvre la surface convexe qui lui correspond sur l'œil.

Cette dernière inclinaison est extrêmement rare dans la pratique (si même elle est jamais exécutée), la première, au contraire, très fréquente. Beaucoup d'opérateurs tiennent leur lance normalement au moment d'entamer la coque oculaire, pour abaisser ensuite le manche plus ou moins tôt. Outre que la plaie perd de sa régularité, et que sa forme est difficile à prévoir, on court le risque de blesser la racine de l'iris et de la traumatiser sérieusement par le mouvement imprimé à la lame. Stellwag (1) croit pouvoir prétendre que nombre d'irido-

---

(1) STELLWAG V. CARION, *loc. cit.*, p. 231. Il parle même d'ophtalmie sympathique.

cyclites très sérieuses sont dues à des iridectomies faites de cette façon, surtout dans des cas d'yeux glaucomateux où la ponction devait être très périphérique.

Couteau étroit. — Mieux que les instruments larges, qui ne doivent même pas entrer en ligne de compte ici, le couteau de de Græfe permet de pratiquer ces incisions courbes.

Ponction et contre-ponction étant faites parallèlement à l'iris, la section peut s'achever en inclinant le tranchant en avant ou en arrière. Selon le cas, la plaie tendra vers la linéarité ou s'en éloignera.

La tranche, en ses différents points, sera celle des lambeaux correspondants au plan où se trouve la lame à chaque instant, et que nous savons nous représenter.

Dans le premier cas nous avons une surface de moins en moins large, avec un lambeau à tranche convexe; dans le second un canal de moins en moins escarpé, avec un lambeau concave. La hauteur du lambeau tend à diminuer pour les inclinaisons positives, à augmenter pour les négatives ; l'aspect sera celui d'un lambeau surbaissé pour les unes, d'un lambeau allongé, s'amincissant de plus en plus, pour les autres.

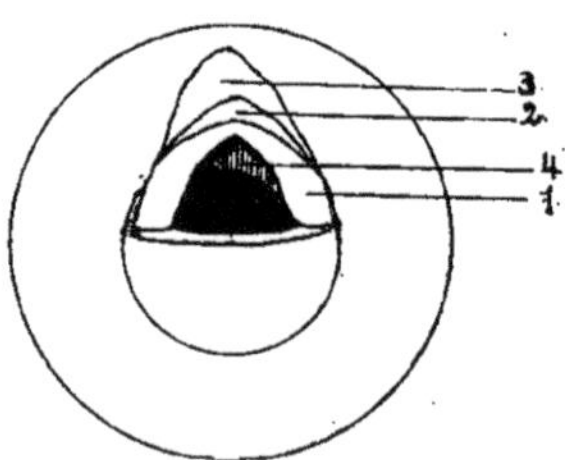

Fig. 17. — Plaie cornéenne. Inclinaison négative. — La tranche intéresse le tissu cornéen pur (1), la sclérotique (2), le tissu sous-conjonctival (3). La moitié supérieure de la cornée est enlevée et laisse voir l'iris (4).

Celui que nous figurons (fig. 17), d'après une des sections faites sur des yeux humains, ne répond à aucune opération d'un usage pratique ; il devait uniquement illustrer d'une façon exagérée l'augmentation de la largeur de la tranche, et de la longueur du lambeau, quand l'incision, cornéenne au début, s'incline jusqu'à intéresser la conjonctive.

Si, au lieu d'un mouvement graduel, le changement de plan a lieu brusquement, le profil de la section sera brisé. Prenons

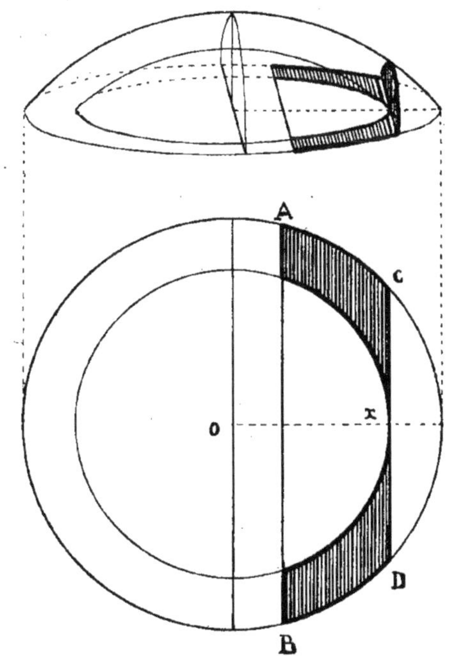

Fig. 18.

tout de suite comme exemple le cas suivant, qui correspond au procédé d'un certain nombre de chirurgiens : ponction et contre-ponction — section plane parallèle à l'iris sur une certaine étendue — inclinaison en avant du tranchant de façon à finir par une plaie linéaire. La tranche appartient à deux plans seulement ; au premier s'applique ce qui a été dit à propos des lambeaux parallèles, le second relève de l'étude des plaies linéaires.

Mais ce qui est plus particulier au cas qui nous occupe, c'est l'endroit où a lieu le changement de plan ; car la section profonde est achevée un certain temps avant la section superficielle, et si l'inclinaison de la lame a lieu à ce moment, cette dernière seule sera modifiée ; on aura l'aspect que montre la figure 18,

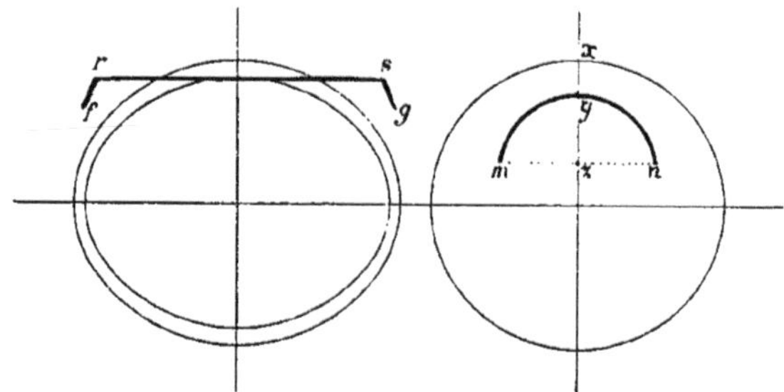

FIG. 19 (Stellwag)

et que donne également l'un des exemples pratiques que nous avons trouvés dans l'ouvrage de Stellwag de Carion, et que nous reproduisons (fig. 19) (ici la différence de *longueur* considérable entre les deux plaies est due à ce que le couteau, qui a pénétré très périphériquement, a été conduit obliquement, d'arrière en avant et a été ressorti de même). Avant ce moment elles subiront toutes deux le changement de forme ; après, la portion linéaire sera purement cornéenne et de plus en plus minime.

(Certains auteurs parlent d'inclinaison droit en avant, et figurent des plaies dont la partie terminale, projetée sur le plan de figure, est une droite ; les mêmes considérations s'appliquent à elles.)

Plus les points de ponction et de contre-ponction sont cor·

néens, plus l'épaisseur à traverser sera grande, plus le changement de plan devra être précoce si l'on veut y intéresser la plaie profonde.

Si maintenant, au cours d'une section plane, on incline le couteau en arrière, on le fera passer dans un plan qui coupe les sphères plus loin de leur centre, et dessine, par conséquent, des cercles plus petits. La surface augmente de largeur.

Ici encore la variation peut, ou non, intéresser la plaie profonde, suivant qu'on incline le couteau plus ou moins tôt.

Dans la pratique cette manœuvre peut avoir encore une autre conséquence : suivant que le nouveau plan intéresse davantage des parties postérieures au limbe, il amènera le couteau plus ou moins tôt sous la conjonctive, et permettra pour une plaie *profonde* (utile), identique, non seulement de donner une surface de coaptation plus étendue, mais aussi de faire profiter des sections modérément périphériques, des avantages d'un lambeau conjonctival. C'est le mouvement qui a été décrit par Desmarres et par Snellen, il est encore aujourd'hui recommandé par quelques chirurgiens : après une section plane dans le limbe, décapiter un peu de sclérotique.

Il est un autre ordre d'inclinaisons de la lame, dont il faut encore tenir compte, ce sont celles qui font varier non plus le tranchant, mais la pointe ; nous y avons déjà fait allusion page 57).

Si au lieu de conduire sa lame dans un plan parallèle à l'iris du commencement de la ponction à la fin de la contre-ponction, l'opérateur attaque la cornée plus normalement, et ne suit le plan prévu qu'une fois engagé dans la chambre antérieure, il obtiendra au début une surface plus étroite qu'à la fin ; vu de face (voir fig. 16), l'angle profond à la ponction sera plus rapproché de l'angle superficiel que du côté opposé, et la plaie profonde sera plus ou moins excentrique.

Si, au contraire, la cornée est attaquée obliquement, d'arrière en avant, la lame aura à traverser une épaisseur plus considérable ; ce mouvement, exagéré, peut même faire cheminer le couteau très longtemps entre les lames de la cornée où elle se trouvera maintenue de plus en plus solidement ; la contre-ponction se fait de plus en plus difficilement, parce qu'il devient de moins en moins aisé d'incliner la pointe en arrière. Il en résulte une surface plus étendue au niveau de la ponction, et de l'excentricité de la plaie profonde.

Dans le premier cas, l'angle profond est rapproché du superficiel, à une extrémité de la section, les deux autres restant dans le rapport qu'ils auraient pour une section plane parallèle, la différence de longueur est moindre que dans cette dernière ; dans le second cas, à l'origine, l'angle profond s'éloigne de l'angle superficiel, le plan que parcourt le couteau ne passe plus par ce dernier mais plus haut, et la contre-ponction sera, ou parallèle, à un niveau plus élevé, ou beaucoup plus cornéenne ; la largeur de la tranche sera plus grande que de raison, et la longueur de corde considérablement plus petite que ce qu'elle aurait pu être.

Il est des cas dans la pratique où ce fait se présente (sans parler des globes qui fuient devant une pointe défectueuse, ni des fautes d'inexpérience) ; en effet l'iris, comme nous l'avons vu, le cristallin lui-même, peuvent être blessés par des plans même modérément périphériques ; puis, lorsqu'on se trouve en face d'une cataracte gonflée, qui fait encore bomber en avant l'iris, il est indispensable, si l'on veut avoir une section assez grande, de faire contourner à la pointe le dôme ainsi créé. Plus large à la base, la tranche devient peu à peu plus étroite au sommet du lambeau ; d'ailleurs, aux endroits où la surface est plus grande la lèvre profonde est plus effilée, plus souple, et n'oppose pas une résistance très considérable au passage du cristallin ; il est vrai que c'est au prix d'un traumatisme plus grand.

Histoire des sections complexes. — De pareilles plaies ont été faites de tout temps. Sans parler de la première méthode de Daviel, il nous faut décrire la section qu'il adopta à la fin de sa carrière. Elle se composait de deux incisions, très cornéennes, se rencontrant à l'extrémité du diamètre horizontal, et formant un angle ouvert du côté du nez. Beaucoup moins connu que l'ancien, ce petit lambeau est pourtant celui auquel Daviel devait « s'en tenir irrévocablement ». Nous empruntons à Stöber la citation qui suit : « L'auteur trouve la cause des accidents subséquents dans la section faite en biseau. Pour l'éviter, il fallait renoncer à l'incision demi-circulaire ; il a essayé divers moyens d'ouvrir la cornée, et la méthode à laquelle il attribue le plus grand avantage, et à laquelle il s'en tient irrévocablement, consiste à se servir d'abord d'un petit bistouri courbe, qu'il tient comme une plume à écrire et le tranchant tourné vers en haut ; il porte sa pointe dans la partie inférieure de la cornée transparente, du côté du grand angle, à environ 1/2 ligne (1 mm. 12) de la conjonctive. Lorsque la pointe de l'instrument est dans la chambre antérieure, il le pousse jusqu'au bord de la cornée, du côté du petit angle, à l'extrémité de la ligne qui couperait horizontalement la cornée, et achève l'incision, qui décrit une ligne oblique, par une coupe *nette et sans biseau* ; il divise ensuite la cornée supérieurement par une seconde coupe, obliquement du petit angle vers le grand, avec des ciseaux mousses, dont les lames font un angle obtus avec les branches. De ces deux incisions, il résulte un lambeau triangulaire de la cornée, dont la base est du côté du grand angle » (1).

Nous n'avons pas de détails sur les résultats opératoires d'après cette méthode, mais ni l'issue du cristallin, ni la coaptation du lambeau ne devaient être faciles, et on s'explique que Daviel n'ait pas été suivi dans cette voie.

Sigwart dessinait un lambeau de forme trapézoïde, à base supérieure, à l'aide de trois incisions qu'il qualifie de « droites » (2).

(1) *Mercure de France*, juillet 1762, vol. I, cité par Stöber, in thèse de Paris, p. 11.

(2) Stöber croit pouvoir traduire le mot « droites » par « linéaires » ; si

Après lui, Wardrop et Garengeot (1) pratiquèrent des incisions analogues. Le premier se servait d'un couteau et d'une paire de ciseaux, les deux derniers d'une lance pour la plaie médiane, et de ciseaux pour les deux incisions obliques. Toutes ces sections sont très cornéennes.

Peu de plaies complexes furent faites durant le commencement du dix-neuvième siècle, et nous arrivons tout de suite à E. DE JÆGER, de Vienne, qui se servit en 1845-46 d'une lance creuse. En faisant pénétrer cette lance en haut, au niveau du limbe, la concavité en arrière, il obtenait une plaie dont les angles allaient jusqu'au canal de Schlemm.

La section superficielle était comprise dans le grand cercle tangent à la partie supérieure de la cornée, la profonde lui était parallèle, ayant ses extrémités sur la circonférence de base profonde. La tranche, entre les deux, appartenait à la surface d'un cylindre dont l'axe serait vertical, et perpendiculaire à l'axe de l'œil, au niveau du centre de courbure de la cornée.

En 1867, Weber publia un procédé analogue. Ses études expérimentales et théoriques sur les différences qui caractérisent les sections linéaires et les lambeaux, et que lui avaient suggérées les discussions très vives à son époque, lui firent conclure qu'il fallait obtenir une plaie « ayant au point de vue du bâillement spontané tous les avantages d'un lambeau du 1/4 de la cornée, tout en étant. suffisamment grande pour donner issue à un cristallin cataracté » (2).

Son « flacher Linearschnitt » est donc une section telle que la hauteur du lambeau ne dépasse pas 1 mm. 75, et qui a cependant une longueur de 10 millimètres (ce qui avait déjà été réalisé par

vraiment les plaies de cet auteur avaient l'aspect sous lequel on les figure, les sections ne devaient cependant pas occuper des grands cercles.

(1) Garengeot, *Mémoires à l'Académie royale de chirurgie*, II, 352, 1769.

(2) A. Weber, Die normale Linsenentbindung, der modificirten Linearextraction gewidmet. *Arch. für Ophthalmologie*, XIII. 1, pp. 187-274, 1867.

des sections se rapprochant de la linéarité), mais dont le « Wundcanal » n'a pas l'« escarpement » de celui de Græfe, et s'applique
par une large surface très propice à la coaptation. (Voir p. 100).

Il était impossible d'obtenir tout cela en restant dans un seul
plan, et l'auteur fut amené à construire sa lance creuse bien
connue. Cet instrument, dont les moindres détails de longueur
et de courbure sont le résultat de calculs très poussés, doit être
conduit parallèlement à l'iris, le point d'application se trouvant à
l'extrémité supérieure du diamètre vertical de la cornée, au limbe.

Weber fut suivi par GIRAUD-TEULON (1) que son goût pour les
plaies linéaires avait déjà entraîné, quelques années auparavant,
à pratiquer la section transversale. Il reprit les calculs de Weber
et arriva à une lance identique.

En 1867 également nous devons citer TAVIGNOT, le même qui
avait aussi contribué à la résurrection du procédé de Frère
Côme. Il proposa une plaie composée d'une incision vertico-
latérale, linéaire, de 9 millimètres et d'une petite incision de
3 millimètres, perpendiculaire au centre de la première, et située
dans le diamètre horizontal, linéaire aussi, par conséquent.

L'année suivante WOLFE (2) préconise une inclinaison négative à la fin de l'incision ; il forme ainsi un pont conjonctival,
qu'il sectionne ensuite aux ciseaux. C'est le même mouvement
que décrit SNELLEN (3). Le tranchant est tourné en arrière
après que la section profonde est achevée ; la tranche est plus
large et on obtient un lambeau conjonctival.

Ch. BELL-TAYLOR (4) au contraire, dont la section superficielle

(1) GIRAUD-TEULON, Extraction linéaire périphérique. Incision au moyen
d'un couteau spécial. *Société de chirurgie*, 19 mars 1870. *Annales d'oculist.*,
LXIX, p. 69, juillet 1870.
(2) WOLFE, *Annales d'oculistique*, LX, p. 25, août 1868.
(3) SNELLEN, *De operatie der senile Cataract*. Utrecht. — *Annales d'oculistique*
LXVII, p. 120, janvier 1872.
(4) CH. BELL-TAYLOR, *On a new method of extracting in cases of cataract.*
Edinburgh, 1868.

est parallèle au limbe, en dehors de celui-ci, tourne le couteau en avant de façon à terminer par une section tangente au sommet de la cornée transparente.

La plaie complexe de Lebrun (1) ne s'obtient plus par un changement de plan brusque, mais par une inclinaison positive progressive. La ponction et la contre-ponction sont faites, à 1 millimètre au-dessous du diamètre horizontal de la cornée, le plan du couteau tenu un peu obliquement en avant ; puis quelques « mouvements de scie » lui sont imprimés, « de façon à lui faire parcourir un arc de cercle en avant » ; la section est achevée « à peu près perpendiculairement à la cornée, vers l'union du tiers moyen et du tiers supérieur ». La tranche a par conséquent une largeur décroissante des extrémités au centre.

Ed. de Jæger (2) s'efforça d'obtenir une section analogue au moyen d'un instrument unique. C'était un couteau de 33 à 35 millimètres de long, sur 5 mm. 1/2 à 6 mm. 1/2 de large à la base ; le dos est droit, la pointe en est très aiguë. La lame elle-même fait partie de la surface d'un cylindre de 6 à 7 millimètres de rayon. La ponction se fait à 2 mm. 1/2 du bord cornéen et à 3 mm. 1/2 au-dessous de la tangente supérieure ; l'instrument conduit parallèlement à l'iris, taille, d'un seul mouvement, un lambeau cylindrique dont le sommet est tangent au limbe.

Cette plaie est très différente de celle de Lebrun par sa situation, sa longueur et les tissus qu'elle intéresse ; les surfaces se ressemblent parce qu'elles font partie d'un cylindre à axe horizontal. La seconde devait être fort supérieure à la première tant au point de vue de l'expulsion du cristallin, que de la cicatrisation et de la fonction optique.

---

(1) Lebrun, Nouvelle méthode d'extraction de la cataracte par lambeau médian sphéro-cylindrique. *Compte rendu du Congrès de Londres* (annexes, p. 217), 1872.

(2) E. v. Jæger, *Der Hohlschnitt. Eine neue Starextractionsmethode.* Wien., 1873.

A la suite d'un incident survenu au cours d'une extraction à lambeau inférieur, parallèle à l'iris, MICHEL (1), de Strasbourg, se vit contraint de diriger brusquement en avant la lame de son couteau, ce qui donna une plaie horizontale « au milieu du rayon inférieur de la cornée ». Les suites opératoires furent si favorables que ce chirurgien érigea ce procédé en principe, et tailla, à partir de ce moment, au couteau étroit, la moitié de ses lambeaux inférieurs, parallèlement à l'iris, en terminant par une inclinaison brusque en avant. La section au début suit le limbe.

Actuellement le docteur JESSOP, de Londres, entre autres, pratique un manuel analogue. Il opère par en haut, et commence une section occupant le limbe ; à un moment donné il change de plan, et amène le tranchant à lui. Quoique ce mouvement n'ait pas lieu, comme tout à l'heure, au quart de la cornée, il est cependant assez précoce pour altérer la forme des deux plaies. Cette méthode n'est pas identique à celle de SCHULEK (2) dont le lambeau exige cependant un mouvement analogue. Voici comment procède le chirurgien hongrois : un couteau *très étroit* traverse la chambre antérieure à 4 millimètres au-dessous de la tangente supérieure au limbe, et fait une section parallèle à l'iris sur une étendue de 1 mm. 1/2 à 2 millimètres ; à ce moment on le retourne et on le dégage, non plus droit en avant comme tout à l'heure, mais en avant et en bas. Il se forme ainsi un petit lambeau à base supérieure qui maintient le lambeau primitivement taillé.

Une rotation accidentelle du manche de son couteau au cours d'une opération avait donné fortuitement à Schulek la section que nous avons décrite.

(1) MICHEL, Quelques faits pour servir à l'histoire de l'extr. de la cataracte. *Gazette hebdomadaire*, n° 35, p. 557, 1873.
(2) SCHULEK, Versuche über den Hornhautschnitt. *Orvosi Hetilap Szemészet*, n° 6, 1894. — Staraustreibung mittels concav gestutztem Lappenschmitt und... *Ungarische Beiträge zur Augenheilk.*, I, p. 254, 1895.

La base du lambeau, d'après les chiffres de SCHULEK, avait 10 mm. 1/2 (profondément, par conséquent, un peu moins de 8 millimètres, puisque le plan de section est à la limite superficielle du tissu cornéen transparent), la longueur entre les angles au niveau du changement de plan est de 8 à 9 millimètres (la plaie profonde n'est pas encore achevée à ce niveau). Schulek avait 10 p. 100 d'enclavements, l'iridectomie lui étant impossible.

Tout à fait indépendamment, PLEHN (1) s'efforça d'obtenir une section très analogue. Il se servit d'un couteau spécial dont la lame a la forme d'un trapèze ; le grand côté, dos de la lame, a 17 à 18 millimètres de long, il se continue par une tige de 10 millimètres qui vient se fixer dans le manche. Le petit côté du trapèze, ainsi que les deux obliques, sont tranchants. Sa hauteur est de 4 mm. 75 à 5 millimètres.

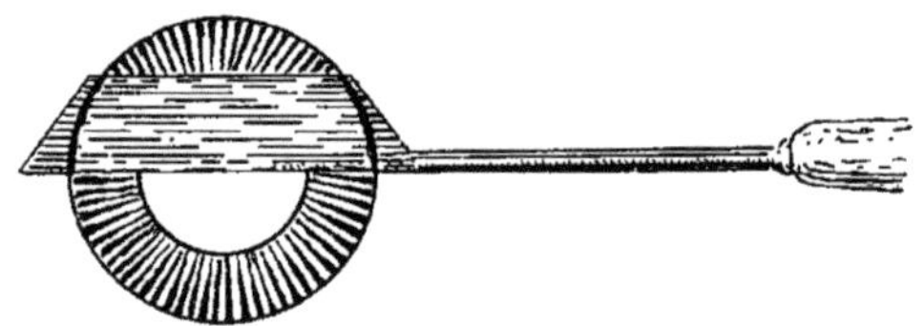

FIG. 20. — Section de Plehn (1ᵉʳ temps).

Le couteau est poussé dans le plan du limbe, de façon à ce que le dos occupe le diamètre transversal, et le tranchant en haut. La seule progression forme deux plaies de 4 mm. 75 à 5 millimètres de haut, à droite et à gauche. Le mouvement est alors continué de façon à faire sortir la totalité de la lame au côté opposé, seule la tige lisse traverse encore la chambre antérieure ; cette tige est alors amenée à la partie supérieure

(1) PLEHN, Uber ein Extractionsverfahren in zwei Ebenen. *Zeitschrift für Augenheilkunde*, V, p. 259, 1901.

des deux incisions, et le couteau retourné autour de cet axe, jusqu'à ce que le tranchant regarde en bas et en avant, en formant un angle de 2/3 de droit avec le plan primitivement

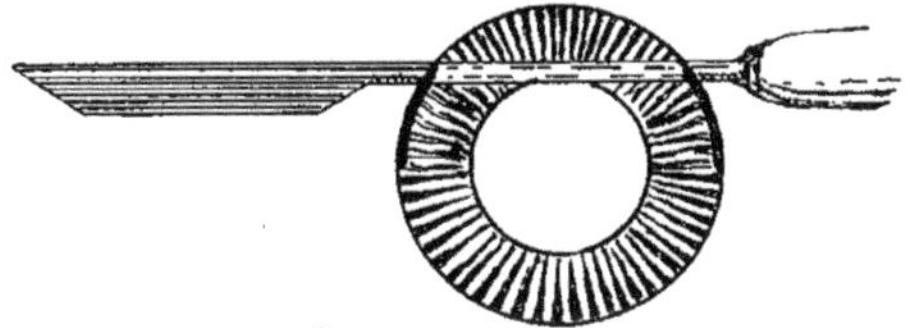

FIG. 21 (2ᵉ temps). — Le tranchant étant incliné en avant, la lame est vue en raccourci,

occupé. Le couteau est alors retiré et donne, encore par sa seule progression, un petit lambeau à base supérieure.

Mieux que toutes les descriptions, les trois figures que nous

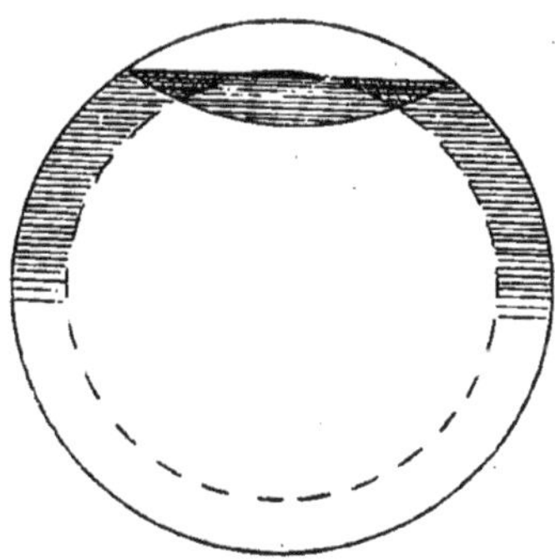

FIG. 22. — Les tranches obtenues avec le procédé de Plehn.

copions dans l'article de PLEHN feront comprendre ce procédé.

Le plan de base superficiel dessinant sur la sphère cornéenne profonde une circonférence de 4 mm. 67 de rayon, la largeur de la lame a suffi à terminer la plaie profonde qui a l'aspect d'une demi-circonférence, et le petit lambeau inverse est taillé en entier dans l'épaisseur de la cornée ; la figure nᵘ 22 le montre d'ailleurs.

L'auteur explique que l'expulsion du cristallin et la reposition des lambeaux se fit très simplement, contre ses prévisions ; seule, une iritis très intense, suivie de synéchies, vint compliquer l'unique opération faite suivant cette méthode; l'acuité visuelle finale fut, cependant, très satisfaisante (V. = 0,6).

Nous arrivons enfin à l'opération de L. Muller (1), qui est encore plus compliquée, mais ne doit être exécutée qu'en certains cas particuliers.

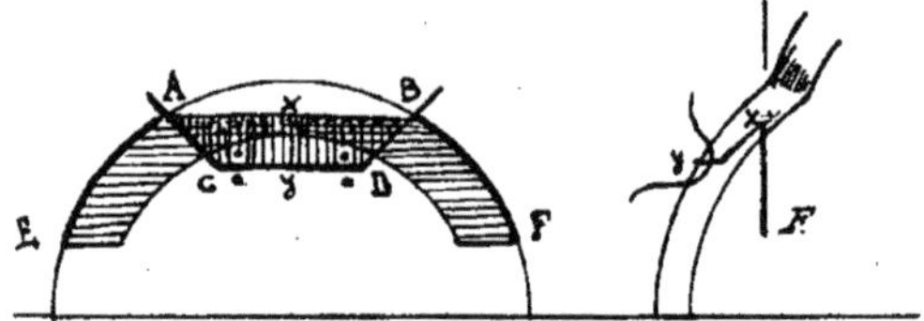

Fig. 23. — Section de L. Müller.

Nous allons encore avoir recours à une figure pour la faire comprendre.

On commence par faire passer, *en pleine épaisseur de la cornée*, un couteau de de Græfe, très étroit, et tenu le tranchant vers le bas, de façon à former une plaie de la partie supérieure du limbe, de 5 millimètres de long (corde AB). La lame est conduite, en sciant, sur un espace de 2 millimètres, puis tournée en avant, et dégagée. La chambre antérieure n'a pas encore été ouverte. Deux fils sont passés dans le tissu cornéen aux points indiqués sur la figure.

C'est alors seulement qu'on pratique une section, dans le limbe, suivant les procédés habituels, en prenant soin de s'arrêter quand le tranchant a atteint la base de la section faite primitivement, de EF à AB.

On a donc encore un petit lambeau ABCD, inverse, pure-

(1) L. Müller, Ein Operationsverfahren für komplicirte Stare und luxirte Linsen. *Klinische Monatsblätter für Augenheilkunde*, XLI, 1, p. 11, 1903.

ment cornéen, qui vient recouvrir et maintenir le lambeau à base inférieure. La surface de contact est très étendue, la coaptation, grâce aussi aux sutures, est très bonne.

Toutes ces méthodes, en partie très récentes, ont en vue de prévenir certaines complications, en particulier les enclavements de l'iris ; le chapitre suivant traitera de l'influence que peut avoir le canal de plaie sur les suites de l'opération de la cataracte, et permettra de tirer quelques conclusions pratiques.

DEUXIÈME PARTIE

INFLUENCE DES PARTICULARITÉS DE LA PLAIE SUR LA SUITE DE L'OPÉRATION

Dans les pages qui précèdent, nous nous sommes efforcé d'exposer les différences, parfois considérables, qui peuvent exister entre la plaie profonde et la plaie superficielle, le plus ou moins de régularité que leur donne tel ou tel procédé, et la direction du canal qui les unit ; voyons quelle peut être l'influence de ces facteurs sur l'opération elle-même.

Il nous faut, pour cela, envisager successivement les divers temps : la section, l'expulsion, puis la coaptation et la cicatrisation.

1. — Achèvement de la section.

On peut dire qu'au cours de la section elle-même, la *direction* du plan n'a, en somme, aucune importance. Seuls les *changements* de plan du couteau peuvent avoir leur répercussion, en facilitant l'issue de l'humeur aqueuse.

Depuis Béranger, ce fait a été considéré comme un contre-temps fâcheux ; la chambre antérieure disparaît, le cristallin est poussé en avant et entraîne l'iris. Si, à ce moment, la contre-ponction n'est pas achevée, la marche en avant de la pointe du couteau est, pour ainsi dire, impossible sans qu'il en résulte une blessure de l'iris ; même la manœuvre qui consiste à lever la pointe, et à lui faire suivre la face postérieure de la cornée, ne suffira pas à faire éviter, à coup sûr, cet accident. Il ne sera pas moins difficile de faire sortir l'instrument en un point symétrique, la contre-ponction sera toujours plus cornéenne que la ponction, on aura les plaies trop petites et obliques par rapport au plan où se trouve le cristallin, dont nous avons parlé. Le résultat sera un accouchement difficile et périlleux.

Les angles de la plaie seront contusionnés par le passage d'un noyau volumineux, par l'introduction de curettes destinées à faciliter cette sortie, ou à morceler la cataracte, ou enfin par les ciseaux qu'on aura dû employer pour agrandir la plaie.

Si la contre-ponction est achevée, c'est devant le tranchant que se présentera l'iris, et l'on fera une plaie irrégulière de cette membrane, le malade souffrira et réagira, ou l'on devra sortir sa lame plus tôt et former un lambeau plus petit qu'on ne le prévoyait.

Indépendamment des changements de plan, tous les mouvements d'un instrument qui ne va pas franchement et rapidement à son but peuvent encore causer la perte prématurée de l'humeur aqueuse et, par contre-coup, une section qui ne répond pas à ce que le chirurgien voulait, ou devait, obtenir.

2 — **Les prolapsus. Les enclavements. La coaptation.**

La plaie achevée, l'humeur aqueuse s'écoule, le système du cristallin s'avance jusqu'au contact avec la cornée, et un équilibre nouveau s'établit.

Si la tension intra-oculaire avant l'opération était particulièrement élevée, ou si l'on permet à l'humeur aqueuse de s'écouler trop brusquement, on risque de voir le mouvement en avant du contenu oculaire s'exagérer et dépasser plus ou moins le but. Une des conséquences les plus fréquentes, dans ce cas, est le prolapsus de l'iris. (Il convient, d'après Borry (1), de donner ce nom aux hernies de l'iris qui se produisent au cours de l'opération, en réservant celui d'*enclavements*, aux hernies plus tardives, survenant au cours de la cicatrisation.)

A côté des deux facteurs actifs dans la production des prolapsus, dont nous avons parlé — la tension élevée, la déplétion brusque — et sans compter le cristallin qui, au moment de sa sortie, se coiffe de l'iris, il nous reste à voir en quoi la plaie elle-même peut les favoriser ou les prévenir.

Tout d'abord, la situation plus périphérique doit jouer un rôle et dès Daviel, dont le grand lambeau a été si souvent incriminé à son époque, les prolapsus étaient extrêmement fréquents ; mais il était rare que l'iris se présentât avant toute manœuvre d'expulsion ; aucun des auteurs qui ont pratiqué le lambeau ne signale des prolapsus immédiats.

Il n'en est pas de même de de Græfe, avec sa section linéaire périphérique ; il dit lui-même qu'il a *toujours* un prolapsus précoce, et s'il n'insiste pas longuement sur ce qui pourrait être regardé comme un inconvénient de sa méthode, il est cependant contraint de le signaler. C'est cet incident, avec les prolapsus tardifs, qui força de Græfe à joindre toujours l'iridectomie à l'extraction.

Ad. Weber, de Darmstadt, qui a consacré un article très intéressant (2), et des expériences multiples, à la comparaison entre les plaies à lambeaux et le nouveau procédé de de Græfe, donne à la fréquence de ces hernies l'ingénieuse explication qui suit :

« Les lois de l'hydrodynamique nous apprennent que la direc-

(1) Borry, *De l'enclavement de l'iris.* Thèse de Lyon, 1889.
(2) Ad. Weber, Die normale Linsenentbindung, der modificirten Linearextraction gewidmet. *Archiv für Ophthalm.*, XIII, p. 187, 1867.

tion du mouvement d'un liquide, contenu dans un récipient, est sous la dépendance de la direction du jet qui s'écoule. Si l'on perce un orifice dans un récipient, les particules liquides, qui vont s'écouler, ne se mettent pas en mouvement en même temps, mais celles qui sont les plus voisines de l'orifice auront atteint leur maximum de vitesse avant que les plus éloignées aient commencé à se déplacer.

« Appliquées à la section linéaire, ces notions nous montrent clairement que la partie de l'iris la plus voisine de la plaie, et située dans le plan axile du « Wundcanal », se portera, sous l'impulsion de l'humeur aqueuse qu'elle recouvre, plus tôt et plus rapidement vers l'orifice que toute autre partie du contenu oculaire...

« C'est ainsi que l'on voit, presque sans exception, l'iris se présenter dans la plaie avant même que l'humeur aqueuse se soit écoulée en totalité...

« Une autre preuve de la justesse de cette façon de voir est le fait que, dans les iridectomies larges et périphériques, les prolapsus sont incomparablement plus rares. La plaie est pourtant aussi périphérique, mais, bien entendu, sa direction n'est plus normale à la surface oculaire. »

Il nous semble que Weber a trop rapidement écarté la « périphéricité » de la section. En tout cas, dans son article il ne tient pas compte du fait suivant : la section *visible* de de Græfe est sans aucun doute, plus périphérique que la moyenne des lambeaux faits jusqu'à lui, mais la différence est, en somme, peu considérable, et bien des lambeaux ont été faits plus périphériques qu'elle sans encourir les mêmes reproches ; mais c'est du côté de la plaie profonde qu'il faut chercher une différence plus appréciable : un rayon de la sphère cornéenne, passant par le limbe au point où se trouve le sommet de l'incision de de Græfe, coupe la face profonde de la cornée en pleine membrane de Descemet, mais à une petite distance de la naissance du tissu trabéculaire; si nous menons les rayons passant par tous les points de l'incision, nous verrons que, très rapidement, le plan de grand cercle qu'ils déterminent, et qui contient la plaie, intéressera des régions beaucoup plus périphériques encore. Or nous avons vu que pour qu'une section plane (à lambeau) intéresse par sa plaie profonde les mêmes points, elle devrait couper la superficie à 2 millimètres, et plus, du limbe, c'est-à-dire en un endroit où jamais on n'a fait passer des plaies pour iridectomies.

Borry, d'ailleurs, cite un certain nombre d'enclavements qu'il met sur le compte d'une plaie trop périphérique.

Quoi qu'il en soit, il est certain que la *direction* du canal a une importance considérable et prépondérante; il suffit de se rendre compte que la tension intra-oculaire, se répartissant uniformément sur toute la surface intérieure de l'œil, agit normalement à celle-ci; au niveau d'une ouverture faite normalement, elle ne rencontrera plus aucun obstacle et pourra agir en ligne droite, sans perte; si, au contraire, le canal, à parois supposées rigides, est oblique, la direction de la force rencontrera partout l'enveloppe oculaire; la résultante, qui pourra provoquer l'expulsion du contenu, sera d'autant plus petite que la direction du canal sera plus éloignée de la normale.

Dans la réalité, cette façon de voir, purement théorique, n'est pas absolument applicable; les parois du canal sont élastiques; la force qui agit sur la face postérieure du lambeau tend à soulever celui-ci, à ouvrir la plaie, et finit par pouvoir s'exercer en ligne droite jusqu'au dehors; la force qui rencontre la lèvre profonde la pousse également en avant, et applique les deux tranches l'une sur l'autre, ce qui tendra au contraire à fermer la plaie. Il y a là une sorte d'antagonisme dont nous allons étudier les variations au point de vue de la coaptation.

Bâillement des plaies. — La plaie à lambeau, pour s'ouvrir, se soulève à la façon d'un couvercle mobile autour d'une charnière ; l'axe de rotation passe par les deux extrémités de l'incision superficielle.

La pression intra-oculaire, qui tend à produire le soulèvement du couvercle, ne s'exerce pas sur toute la face postérieure de celui-ci : une partie de cette face est couverte par la lèvre supérieure de l'incision profonde; ce qui fait partie du canal, la tranche, en somme, n'est pas en rapport direct avec le contenu de l'œil, et ne sera pas soumis à la pression.

C'est donc, seul, l'espace compris entre la *corde* de l'incision superficielle et l'*arc* de l'incision profonde, qui est à considérer.

La quote de la pression qui agira est mesurée par la superficie de cet espace, divisée par la surface totale de la paroi oculaire (Stellwag).

Comme nous avons vu que plus une incision est plane, plus la surface de section est large, plus par conséquent la surface postérieure libre du lambeau est petite, nous pouvons conclure que, *pour une même longueur de corde*, les sections parallèles à l'iris ont moins de tendance à se soulever que celles qui ont une inclinaison plus positive. La chose n'est vraie, cependant, que dans une certaine limite, pour des incisions relativement courtes, où le rapport entre la longueur de la section et les variations de largeur de la tranche peut être suffisamment appréciable. Aussitôt qu'on dépasse une certaine longueur, et nous verrons plus loin que cette limite a été recherchée expérimentalement, la tendance au soulèvement croît directement avec la hauteur du lambeau, que la section soit inclinée ou non.

C'est principalement pour les plaies faites à la lance que les variations de longueur de la plaie peuvent avoir de l'importance au point de vue du bâillement. Les angles des sections superficielle et profonde ne sont jamais quatre points en ligne droite ; jamais, comme lorsqu'il s'agit du couteau, les deux cordes ne coïncident; la surface libre du lambeau sera donc beaucoup plus variable.

Il peut arriver que la corde de l'incision superficielle soit tangente au sommet de l'arc de la section profonde, et alors la surface d'action de la force sera égale à 0 ; le lambeau n'aura pas de tendance à se soulever par le seul effet de la pression intra-oculaire, à l'état normal, (si la plaie est encore plus petite, la corde se trouve passer par la surface de section comprise entre les deux arcs, et la surface d'action sera, si nous pouvons nous exprimer ainsi, plus petite que 0 ; il s'agit, dans ce cas, de ce que E. Jäger appelait les plaies « partiellement linéaires »). Toute la pression agira sur la lèvre profonde, et tendra à accoler les deux tranches, à fermer la plaie à la façon d'une soupape (nous ne saurions mieux comparer cette disposition qu'à l'orifice d'entrée des uretères dans la vessie, dont la pression intra-vésicale parfait l'occlusion).

Voyons rapidement, comme exemple, quelle sera la longueur remplissant ces conditions pour une plaie plane, à la lance, pratiquée à la limite supérieure de la cornée. Le plan passant par ce point dessinera une circonférence superficielle qui aura pour diamètre le diamètre vertical de la cornée, soit 11 millimètres ; la circonférence profonde dessinée par ce même plan aura pour rayon 3 mm. 95. Quelle sera la longueur de la corde tangente à la circonférence intérieure ? La construction suivante nous la donnera. Soit les deux circonférences concentriques de rayon

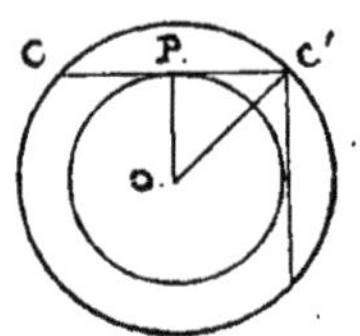

Fig. 24.

connu ; la demi-corde $\dfrac{CC'}{2}$ sera un côté de l'angle droit dans le triangle rectangle POC' ; d'après les formules $\overline{PC'}^2 = \overline{OC'}^2 - \overline{OP'}^2$ ou $(5,5)^2 - (3,95)^2$; soit $30,25 - 15,65 = 14,60$, on obtient $\dfrac{CC'}{2} = \sqrt{14,60} = 3,84$, et la longueur cherchée $= 7,68$.

Quelle est l'influence de l'angle de pointe de la lance employée ? Elle est absolument nulle. Du moment que la corde CC' n'intéresse pas la circonférence intérieure, la plaie profonde pourra avoir la longueur que nous voudrons ; celle-ci, au contraire est sous la dépendance de l'angle que forme la lance ; plus cet angle est aigu, moins la différence de longueur entre les deux sections sera grande ou, en d'autres

termes, plus la section profonde sera grande pour une section superficielle donnée.

Ici, une particularité de l'exemple choisi plus haut nous frappe : la
longueur CC' de 7 mm. 68 est assez rapprochée de 7 mm. 90, diamètre de
la circonférence intérieure considérée. Deux perpendiculaires abaissées.
de C et C' (comme les donnerait une lance à tranchants parallèles)
seraient donc sensiblement tangentes aux deux extrémités du diamètre
transversal. La corde CC' est également assez rapprochée de la longueur
du côté du carré inscrit à la circonférence superficielle de 11 millimètres
de diamètre (ce côté est de $\sqrt{2\left(\frac{11}{2}\right)^2} = \sqrt{60,5}$ soit 7 mm. 78).

Nous pouvons donc dire qu'une section occupant le quart de la cornée
peut correspondre à une section profonde (longueur utile) se confondant
avec le diamètre même de la circonférence intérieure, sans avoir aucune
tendance à bâiller par la seule action des variations de la pression intra-
oculaire.

Si une pareille incision superficielle était faite au couteau, qui, comme
nous l'avons vu, donne deux cordes qui se confondent, il n'y aurait pas
de plaie profonde du tout.

Augmentons progressivement notre longueur de section, c'est-
à-dire, déplaçons les deux angles le long du limbe, la corde qui
les unit coupera de plus en plus l'arc de la section profonde ; une
portion de plus en plus grande de la face postérieure du lambeau
se présentera à l'action de la pression, et le lambeau pourra se
soulever, mais la longueur de la plaie profonde sera toujours ce
que nous voudrons.

Si nous faisons passer par les mêmes angles superficiels un
couteau, nous aurons une plaie intérieure déterminée par les
points où le dos du couteau sera entré et sorti de la chambre
antérieure : la surface libre du lambeau sera la même que pour
la plaie à la lance, la tendance au bâillement par conséquent
aussi, mais la plaie utile sera incomparablement plus petite.
Inversement, pour une plaie intérieure, utile, égale à celle pro-
duite par la lance, la surface libre postérieure sera beaucoup
plus étendue, et la coaptation moins stable.

Quant à la plaie *linéaire* qui ne comporte absolument aucun lambeau, tout ce qui précède ne lui est pas applicable ; quelles que soient son étendue et sa situation, quel que soit l'instru‑ment qui a servi à la pratiquer, tous ses points sont restés dans leur position normale par rapport à l'enveloppe oculaire ; la pression, même très exagérée, agissant sur les deux lèvres, ne pourra jamais pousser *en avant* ni l'une ni l'autre.

Les plaies linéaires bâillent cependant très considérablement, mais suivant un mécanisme tout différent que nous allons expo‑ser maintenant.

Nous n'avons encore tenu compte que de la force qui agit dans la direction de la partie du globe où se trouve la plaie ; mais il ne faut pas perdre de vue que la pression normale, ou aug‑mentée d'une façon accidentelle, s'exerce suivant tous les rayons, sur toute la surface profonde. Elle tend à augmenter le volume de la sphère oculaire, et par conséquent sa surface ; or, l'inex‑tensibilité presque absolue de la coque s'oppose à cette modifi‑cation de forme.

Que les tissus viennent à être lésés dans leur continuité, l'expansion pourra avoir lieu, et produire un écartement des lèvres de la plaie. Ce ne sera plus l'une des lèvres qui se sou‑lèvera du globe, mais un mouvement auquel elles prendront part toutes les deux, et qui se fait, plus ou moins, suivant une surface sphérique. Cette force se fera toujours sentir, quoique à des degrés variables, dès que la coque oculaire est entamée ; elle agit perpendiculairement au plan déterminé par la corde de la section et le centre du globe ; la tendance au bâillement qu'elle provoque croît avec la longueur de cette corde, elle a son maxi‑mum d'effet à la partie moyenne de l'incision, et tend vers zéro aux extrémités.

Or, c'est sur une plaie linéaire, où corde et arc sont sur un même plan de grand cercle, que cette résultante de la pression intra-oculaire aura son maximum d'effet; sur une plaie plus oblique par rapport à la surface de l'œil, par exemple sur une plaie parallèle à l'iris, il ne se produira plus un soulèvement du lambeau, mais un *glissement* des deux tranches l'une sur l'autre ; et alors que pour la plaie linéaire la moindre augmentation de pression, qui provoque un écartement des lèvres, fera communiquer l'intérieur de l'œil avec le dehors, dans le cas de la plaie à lambeau que nous avons prise pour exemple tout à l'heure (voir p. 97) où il n'y a pas non plus de tendance au soulèvement, il pourra y avoir un glissement très considérable avant que l'œil ne s'ouvre.

Aussitôt que la section à lambeau augmente de longueur et qu'il existe, par conséquent, une surface postérieure libre, les deux effets s'ajoutent, mais ici encore il y aura un certain glissement avant que cette seconde action concoure effectivement à l'ouverture de l'œil.

Les plaies comprises dans un plan non plus parallèle, mais à inclinaison positive, où la hauteur de lambeau est moindre, offriront une moindre surface à la force qui repousse le lambeau, mais, s'approchant de la linéarité, elles seront de plus en plus soumises à la force qui écarte les deux lèvres. Le contraire a lieu pour les plaies à inclinaison négative.

Ajoutons cependant que, lorsque le lambeau est très grand, la tendance qu'il a à se soulever est telle, que l'influence de l'inclinaison devient presque négligeable.

A. Weber (1) a étudié expérimentalement les conditions dans lesquelles les plaies bâillent sous l'influence des augmentations de la pression intra-oculaire. Les chiffres qu'il a obtenus confirment absolument les considérations théoriques qui précèdent.

Voici comment furent conduites les expériences : sur des yeux, énucléés, dont l'intérieur était mis en communication avec un tube contenant du mercure, par l'intermédiaire d'une aiguille creuse introduite dans le nerf optique, Weber pratiqua des sections de

(1) A. Weber, *loc. cit.*

dimensions et de formes variables, avec tout le soin possible.

Une installation particulière lui permettait de maintenir ces yeux dans des conditions comparables à l'état normal.

A l'aide d'un nouveau tonomètre, qu'il construisit en vue de ses travaux, il établit que la tension moyenne d'un œil humain correspondait, environ, à 40 millimètres de mercure.

Pour une plaie exactement *linéaire*, située dans la limite cornéo-sclérale, et même petite, une pression inférieure à 10 millimètre Hg fit déjà constater un écartement des lèvres de la plaie, plus considérable au milieu que vers les extrémités, et sans que ni l'une ni l'autre ne fissent saillie sur la surface du globe. Cet écartement est bien dû à la seule « rétraction » et non à un soulèvement ; il se manifeste sur toute la longueur de la section à la moindre augmentation de pression, dès 5 millimètres de mercure, et il est plus considérable pour la plaie superficielle que pour la plaie profonde, ce qui donne à la coupe du canal une forme triangulaire. Quand la longueur de section ne dépasse pas 8 millimètres, les lèvres de la plaie *profonde* restent en contact pour des pressions de 40 et 50 millimètres, qui provoquent, cependant, un écartement superficiel de 1 millimètre. Si la pression augmente encore, une certaine diastase commence à se manifester au niveau de la plaie profonde ; elle peut aller jusqu'à 0 mm. 5 pour une section de 8 millimètres, mais ne dépasse jamais ce chiffre même pour des pressions très élevées.

Weber remarqua dans ces cas un certain degré de *soulèvement* de la partie cornéenne, et l'attribue à ce fait que des sections aussi étendues, et aussi périphériques, ne peuvent être rigoureusement linéaires ; pour la ponction et la contre-ponction, le couteau se trouve dans un plan parallèle à l'iris, et n'est relevé dans le plan de grand cercle qu'une fois ces deux temps achevés : il se produit, comme nous l'avons vu (p. 29), un petit lambeau.

L'expérimentateur fit croître la longueur de la section, il remarqua que la tendance au soulèvement se manifestait plus tôt (dès 30 à 40 millimètres Hg), ce qui était à prévoir, la surface postérieure de ce petit lambeau accidentel grandissant en même temps que la corde.

Pour des plaies de 10 millimètres et de 10 mm. 5 de long, le maximum de pression dont il pouvait disposer provoquait un écartement des lèvres profondes de 1 mm. 5.

Au cours de tous ces essais, l'auteur constata la fréquence des prolapsus.

Plaies à la lance. — Cette seconde série d'expériences donna les résultats très intéressants qui suivent :

Une plaie faite à la lance dans le plan de base de la cornée pouvait aller jusqu'à une longueur de 7 millimètres, sans qu'une pression de 80 millimètres de mercure (le double de la tension normale) provoquât la moindre trace de bâillement, ni par rétraction ni par soulèvement. Ceci correspond très exactement avec ce que nous avons vu (p. 97) ; il n'y a pas encore de surface libre du lambeau en rapport avec le contenu de l'œil.

Quand la pression augmentait, vers 90 millimètres Hg, un écartement des lèvres superficielles commençait à se produire, il était dû au glissement des deux tranches l'une sur l'autre ; à 100 millimètres, ce glissement était tel que presque toute la tranche était à découvert, mais même 120 millimètres de mercure n'arrivèrent pas à ouvrir le globe ; le liquide que pouvait contenir la chambre antérieure ne s'écoulait pas.

Si la section est agrandie à 9 mm. 5 ou 10 millimètres, une pression de 25 mm. Hg fait commencer le glissement, qui augmente jusqu'à 125 millimètres ; Weber ne constata pas encore de soulèvement en « couvercle », mais l'iris tendait à s'engager dans la plaie, ce qui semble cependant prouver qu'il devait s'en produire un peu.

A 11 millimètres de longueur de plaie, 40 millimètres de mercure font déjà bâiller l'œil.

Grands lambeaux au couteau. — Le grand lambeau comprenant la demi-circonférence de la cornée était le siège d'un glissement dès la moindre pression ; 10 millimètres de mercure commencent à le soulever, et à 50-60 millimètres le lambeau se renverse en avant, et l'œil se vide.

Weber ajoute que dès que la zonule est rompue les conditions changent tout à fait ; le vitré s'écoule à la moindre augmentation de pression, jusqu'à équilibre, et quelle que soit la section.

Nous pouvons conclure qu'au point de vue de la coaptation, les plaies planes de petites dimensions, et faites à la lance, donnent un maximum de sécurité, et sont, pour ainsi dire, parfaites tant qu'elles ne dépassent pas 1/4 de la cornée.

(Une section *linéaire* de la même longueur serait impossible à faire à la lance en un point aussi périphérique ; faite au couteau, elle n'intéresserait pas la chambre antérieure.)

Jusqu'à 1/3 de la cornée, le lambeau, qui maintenant comporte une surface libre, tend à se soulever, mais ne s'ouvre pas encore ; les deux tranches glissent l'une sur l'autre.

Au-dessus de 1/3 de la cornée, le lambeau se soulève au moindre excès de pression.

Les plaies linéaires, quelle que soit leur longueur, s'écartent toujours par suite de la tension de la surface du globe ; cet écartement augmente avec l'accroissement de la pression intra-oculaire, et une plaie linéaire, même petite, permet à l'œil de s'ouvrir.

N'ayant pas en vue l'étude de la tension oculaire, nous ne nous étendrons pas sur les causes qui peuvent la faire varier ; disons un mot seulement de l'action des muscles : leur contraction simultanée, avant tout, *comprime* le globe, les uns tirant celui-ci en arrière, les autres en avant ; mais l'action isolée du droit supérieur, ou l'ensemble des efforts qui tendent à faire fuir l'œil sous la paupière, d'une part, de l'autre le tiraillement de la pince à fixer qui s'y oppose, donnent un effet un peu différent, qui peut *écarter* les lèvres d'une plaie, surtout linéaire. Toutes les circonstances qui provoqueront chez le malade des mouvements de défense seront donc de nature à favoriser les prolapsus, de l'iris ou du vitré ; ce sont les manipulations trop brusques des instruments, les blessures de l'iris, et surtout la présence du blépharostat, que M. Landolt, en particulier, enlève toujours le plus tôt possible.

En ce sens, l'opération par en bas devait être plus aisée, surtout à une période où la cocaïne n'était pas connue ; les avantages que donne le recouvrement de la plaie par la paupière supérieure, tant pour la défendre contre l'infection venue par la fente palpébrale, que pour maintenir encore les tranches en contact, sont tels cependant, que l'opération par en bas ne doit plus avoir que de rares indications. Nélaton (1), dans sa thèse d'agrégation, écrite à une époque où le lambeau supérieur commençait à apparaître, prévoit déjà le rang important que celui-ci devait occuper un jour.

Que la *netteté* de la section ait une importance considérable au point de vue de la coaptation et des enclavements, il est à peine besoin de le dire.

Daviel, à qui on reprochait l'irrégularité d'une plaie faite aux ciseaux, parle des « vesçies remplies par une partie de l'humeur aqueuse » qui peuvent se former au niveau d'un angle.

Desmarres fils explique qu'une plaie faite par des mouvements de scie « présente alternativement une série de petits angles saillants et rentrants, qui ne se correspondent pas, et qui, augmentés de volume par le gonflement inflammatoire, ne pourront pas s'enchevêtrer les uns dans les autres. Une telle plaie présentera une grande chance de suppuration, dans tous les cas elle se réunira difficilement. »

Borry (2), dans sa thèse, recommande, au chapitre de la pro-

(1) Nélaton père, Thèse d'agrégation, Paris.
(2) Borry, *loc. cit.*, p. 133.

phylaxie de l'enclavement irien, de tailler autant que possible un lambeau sans encoches, sans changement de plan.

Enfin on connaît les graves enclavements qui se produisaient,

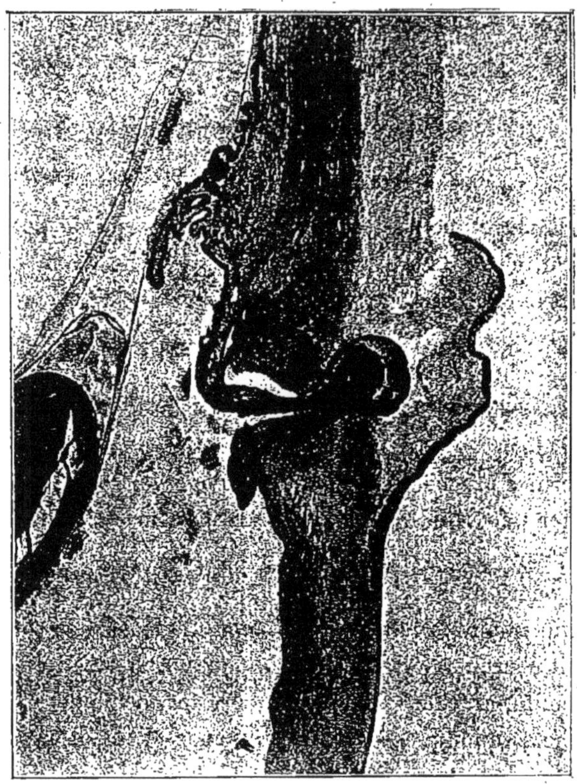

Fig. 25. — Incision d'après de Græfe, avec iridectomie.
La coupe intéresse la plaie près d'un de ses angles.

d'une façon à peu près constante (75 fois sur 100, d'après O. Becker), au niveau des angles des plaies de Græfe ; la préparation représentée figure 25 est celle d'un œil humain que nous avons opéré d'après ce procédé, et coupé normalement à la section; la toilette de la plaie est difficile à ce niveau et sa coaptation irrégulière.

Il y aurait bien d'autres choses à dire sur ces sujets qui sortent un peu trop de notre plan; nous devons nous borner là; aussi bien y revenons-nous encore au paragraphe de la cicatrisation.

3. — L'issue du cristallin.

« Si l'extraction de la cataracte est susceptible de quelque perfection, c'est dans la manière de faire sortir le cristallin qu'il faut la chercher, et non dans l'ouverture de la cornée faite dans un temps plus ou moins court. » (DAVIEL) (1).

On sait que l'issue du cristallin se fait suivant deux principes, différents, selon qu'on applique, ou non, un instrument directement sur lui.

Ce dernier procédé, le plus ancien, peut s'appeler l'*expulsion;* le premier par définition gardera seul le nom d'*extraction*.

De même que la plupart des modifications apportées au manuel opératoire, il est né de la crainte de la suppuration. L'idée qui imputait celle-ci à l'étendue de la section à lambeau avait fait chercher le salut dans la plaie la plus petite possible, et, par suite, entraîna l'emploi de curettes, de cuillers, d'anses, de crochets, appliqués avec ou sans morcellement préalable du cristallin.

L'introduction d'instruments multiples, et non stériles, le traumatisme qu'ils provoquaient, l'évacuation souvent incomplète, donnèrent des résultats qui ne répondaient pas aux espérances; et c'est ainsi que WEBER, qui vivait en pleine période préaseptique, arriva à conclure que la propriété du grand lambeau, de laisser sortir la cataracte d'elle-même, compensait lar-

---

(1) DE WECKER, *loc. cif.*, p. 221.

gement les désavantages de l'étendue de la section. « La première condition que doit remplir une plaie, dit l'oculiste de Darmstadt, est de permettre l'issue spontanée du cristallin. »

C'est évidemment, en premier lieu, une question de dimensions. La longueur de la section, réduite par le bâillement, doit être supérieure au diamètre cristallinien le plus grand qu'on puisse rencontrer, puis la plaie doit bâiller assez pour laisser passer l'épaisseur.

D'après les moyennes des mensurations (Merkâl, 1889, Quain, 1894, Krause, Arlt, Helmholtz), le diamètre du cristallin sain serait de 9 millimètres, son épaisseur de 4 millimètres ; ces chiffres sont supérieurs, sans doute, aux mesures de cristallins sclérosés, quand la cataracte est homogène, et surtout des noyaux de cataractes à masses molles plus ou moins abondantes. Weber, qui mesurait tous les cristallins qu'il extrayait, trouva une moyenne de 7 millimetres de diamètre et de 3 millimètres d'épaisseur pour les cataractes séniles.

Il y aurait lieu par conséquent de calculer les longueurs de plaies, mais pour rester plus rigoureusement dans notre sujet, voyons le rôle qu'il convient d'attribuer, pour ce temps de l'opération, au « canal », c'est-à-dire à la forme de la tranche.

Deux points sont à considérer : la largeur, la direction de l'axe.

La *largeur* de la surface de section ne saurait, en somme, avoir d'autre importance que de donner une lèvre profonde très bas située, c'est-à-dire pouvant induire en erreur dans les cas de sections à lambeaux en apparence suffisamment périphériques ; mais nous n'avons pas à envisager ce cas, puisque nous savons que le plan de base superficiel coupe la chambre antérieure suivant un cercle, qui correspond, à peu de chose près, au bord du cristallin ; il faudrait une plaie, parallèle à l'iris, très cornéenne, pour que sa lèvre profonde s'opposât considérablement à l'issue de la lentille ; or une telle plaie ne se pratique, croyons-nous, jamais.

Il en est tout autrement de la *direction de l'axe*, car le plan équatorial du cristallin, pour que l'issue soit spontanée, ou du moins demande le minimum du traumatisme, doit se confondre avec le plan dans lequel se trouve située la plaie.

Or le système cristallinien, poussé en avant en masse, reste très sensiblement perpendiculaire à l'axe antéro-postérieur de l'œil, et son plan vient se placer en un point, non pas aussi antérieur que dans Arlt (v. p. 17), qui en a calculé l'emplacement en supposant l'iris absent, mais suffisamment avancé pour être antérieur à l'insertion de l'iris, c'est-à-dire en pleine chambre antérieure. Il semble permis de supposer qu'une section dans ce plan laisse sortir la cataracte verticalement de bas en haut, sans nécessiter aucun mouvement de bascule.

L'expulsion du cristallin (par opposition à l'extraction) est due à la tension intra-oculaire et aux forces qui tendent à augmenter celle-ci d'une façon générale ; elle est favorisée par l'application, localisée en certains points, d'instruments ou des doigts de l'opérateur, et destinée à soulever ou à déprimer les lèvres de la plaie, à provoquer un déplacement du cristallin, ou à aider à sa progression. Plus ces manœuvres auront été employées, plus l'expulsion s'éloignera de l'issue spontanée idéale.

La tension s'exerce sur le cristallin suivant les rayons qui aboutissent à la plaie, et elle peut se figurer par deux composantes : les deux côtés des parallélogrammes dont ces rayons sont les diagonales ; l'une pousse le cristallin en avant, l'autre de bas en haut (ou de haut en bas si la plaie est en bas).

Il est rare que la tension intra-oculaire, à l'état normal, suffise seule à faire sortir le cristallin ; mais si elle vient à augmenter, et si les résistances ne sont pas trop grandes, la plaie peut se soulever et la force, agissant vers une porte ouverte, peut donner l'expulsion spontanée. Ces qualités sont l'apanage des plaies à lambeaux étendus. Cela est si vrai que Nélaton (1) rapporte que certains oculistes de son temps avaient l'habitude, la section (inférieure) achevée, d'engager le patient à chasser lui-même sa cataracte par une contraction violente. Il est inutile d'insister sur les dangers que peut présenter un pareil procédé, où la force employée n'est pas sous le contrôle immédiat de l'opérateur. Notons que, la plaie étant faite en bas, la pression de la paupière supérieure avait peut-être encore une autre action : non seulement elle augmentait la tension, mais, en balayant la cornée de haut en bas, elle poussait la cataracte vers le dehors.

Daviel appuyait légèrement deux doigts sur la partie inférieure de l'œil, souvent même, dit-il, la seule élévation du regard suffisait à provoquer l'expulsion.

L'opération par en haut exigea l'application d'instruments ou des doigts, à la partie supérieure et à la partie inférieure de l'œil, mais jamais cette augmentation artificielle de la pression n'est considérable quand le lambeau est grand et périphérique.

La méthode linéaire modifiée, outre que, dans un grand nombre de cas, elle avait besoin de véritables instruments d'extraction, ne permit jamais une issue du cristallin comparable à celle des lambeaux. Nous avons vu que la plus longue ne bâille jamais plus que de 1 mm. 5. Voici comment procédait de Græfe (2) : il appliquait une curette plate à la partie médiane de sa plaie, sur la lèvre supérieure, et *déprimait* celle-ci. De sa pince à fixer, placée à la partie inférieure de l'œil, il tirait assez vigoureusement le globe vers le bas, « la cornée s'aplatissait légèrement » de ce fait, et la lèvre cornéenne de la plaie « se *soulevait* un peu ». A quoi revient cette ma-

---

(1) Nélaton, *loc. cit.*, p. 91.

(2) A.-V. Græfe, Notiz über die Linsenentbindung bei der modif. Linear-extraction und vereinzelte Bemerkungen über das Verfahren. *Arch. für Opht.*, XIII, 2, p. 551, 1867.

nœuvré combinée, sinon à donner au canal un axe nouveau, parallèle plus ou moins à l'iris, en somme l'axe naturel des plaies à lambeau? Le cristallin peut alors sortir en exécutant le moins grand mouvement possible. Il faut encore, malgré tout, une première pression sur la partie inférieure, afin de le faire basculer, mais jamais il n'a besoin de se déplacer au point de prendre une position telle que son plan passe par le centre de courbure de la cornée, comme il devrait le faire s'il voulait s'adapter à l'axe d'une plaie linéaire.

Au moment où commença la réaction contre la méthode de Græfe, ces détails d'accommodation, pour nous servir d'un terme d'obstétrique, attirèrent déjà l'attention. LIEBREICH (1), dans une leçon clinique en 1871, expliquait que si l'on fait bâiller une plaie *linéaire*, en augmentant la pression de l'œil, le cristallin s'applique avec une force croissante contre la surface postérieure de la cornée, mais ne sort pas, alors que si on fait bâiller un lambeau, le cristallin exécute un petit mouvement de bascule autour du point diamétralement opposé à la plaie, et se dégage facilement. Il fut d'ailleurs amené, par ses critiques, à proposer en 1872 la section dont nous avons parlé p. 36, et qui avait bien d'autres inconvénients (2).

Il est juste de dire que même pour des plaies à lambeau, parallèle à l'iris, certains auteurs ont préconisé la dépression instrumentale de la lèvre supérieure. En particulier STELLWAG, qui considère ce mouvement comme indispensable ; mais si l'on

<hr>

(1) LIEBREICH, *Medical Times and Gazette*. Londres, 1871.

(2) Il est curieux de remarquer que les critiques de Liebreich furent repoussées avec beaucoup d'âpreté par un élève de DE GRÆFE, JACOBSON (Widerlegung der neuesten Angriffe gegen von Græfe's Linearextraction. *Arch. für Opht.*, XVIII, 1, p. 297, 1872). Cet auteur dit, au contraire, que dans la plaie linéaire, le cristallin peut sortir directement de bas en haut, et n'a pas besoin de faire le mouvement de bascule (évidemment très considérable pour la plaie de Liebreich). Jacobson lui-même, après de longues études, pratiquait un lambeau parallèle à l'iris, très étendu, et un peu en dehors du limbe.

approfondit les faits, on voit que sa plaie n'était pas assez périphérique. Nous lisons, en effet, dans ses *Neue Abhandlungen*, page 284, les lignes suivantes :

« La capsule une fois ouverte, il convient de se rendre un compte exact de la situation du noyau, afin de remédier à des défauts éventuels avant de laisser agir les forces expultrices... Le noyau occupe la position qu'il doit avoir, quand son bord supérieur s'applique, en tous ses points, également à la lèvre postérieure, c'est-à-dire lorsque ce bord apparaît recouvert par une zone très étroite de celle-ci... Pour provoquer l'engagement dans la plaie, et même l'issue spontanée, il suffit souvent de déprimer très légèrement la lèvre postérieure. à l'aide d'une curette, ou d'une spatule, appliquée à plat sur le point le plus élevé du cercle scléral. »

L'étude seule de l'incision que pratiquait Stellwag permet de se rendre compte de ces détails ; le sommet en passe par la limite supérieure entre le tissu transparent et le tissu opaque ; elle se trouve, par conséquent, à ce niveau, dans le plan de base superficiel qui dessine sur la face profonde de la cornée une circonférence d'un diamètre inférieur à celui d'un cristallin.

Ceux qui font des plaies plus périphériques ne parlent pas de cette manœuvre ; ils opposent bien une contre-pression à la partie supérieure de l'œil, mais n'ont pas besoin de *déprimer* la plaie. C'était aussi le cas pour Daviel qui, quoique suivant exactement le limbe, obtenait, grâce à ses ciseaux, une plaie profonde presque aussi périphérique que la superficielle.

Cette contre-pression est mise en usage par la généralité des opérateurs, mais il faut remarquer qu'elle a un caractère différent, suivant qu'ils font, ou non, l'iridectomie. Là où l'iris oppose une certaine résistance, il faut un mouvement de bascule plus accentué, ou bien il faut encore, en quelque sorte, faire passer le bord de la plaie derrière l'équateur du cristallin ; entre les mains des chirurgiens qui pratiquent l'iridectomie, et c'est le cas à la fois pour M. Landolt et pour M. de Lapersonne, la manœuvre dont nous parlons revient presque uniquement à une augmentation de la tension.

Supposons une incision beaucoup plus périphérique, telle par conséquent qu'il existe une zone plus ou moins étendue entre l'équateur du cristallin et la plaie : la tension portera bien le cristallin en avant, mais dans la direction de son maximum d'action, c'est-à-dire suivant les rayons qui aboutissent à la plaie, elle ne l'intéresse plus ; la plus grande partie agit sur la zonule, qui est, surtout chez le vieillard, extrêmement fragile. Le plan de la plaie est encore parallèle à celui du cristallin, mais tombe en arrière de celui-ci ; il suffirait de le repousser légèrement pour obtenir une issue très aisée, mais il est clair que la chose peut être très périlleuse pour peu qu'un obstacle quelconque, tel qu'une section trop courte, une kystitomie insuffisante, un manque de souplesse de l'iris, oblige à une pression tant soit peu considérable.

Si nous passons aux plaies qui ne sont plus en entier comprises dans un même plan, nous n'aurons plus de plan axile, et, quel que soit le procédé, l'issue ne peut se faire sans quelque intervention directe.

WEBER, dont le « Wundcanal » était cylindrique, décrit minutieusement tous les temps et les mouvements à exécuter pour faire sortir le cristallin ; quoiqu'il fût le plus ardent adversaire des instruments d'extraction, et qu'il considérât l'issue spontanée comme l'idéal à poursuivre, il était obligé de changer l'axe de son canal en l'aplanissant. Voici ce qu'il dit (1) : « L'instrument dont je me sers pour faire bâiller la plaie est une pelle d'argent ou d'écaille, légèrement creuse, ovale transversalement, d'une largeur de 9 à 10 millimètres ; son bord antérieur, convexe,

(1) WEBER, *loc. cit.*, p. 259.

est aminci et sans aucun rebord, afin de pouvoir être laissé en place, pendant tout le temps de l'accouchement, pour régler le bâillement à chaque instant d'après la largeur de la partie du cristallin qui se présente. »

Giraud-Teulon de même, qui avait adopté la méthode de Weber, déprimait la lèvre postérieure de l'incision à l'aide d'une plaque ovale de 8 à 9 millimètres de large.

La même chose encore pour le procédé de E. DE JÆGER (1), le Hohlschnitt ; pour amener le sommet de la lèvre périphérique dans un plan parallèle à l'iris, et passant par les deux angles de l'incision, l'auteur se servait d'une spatule spéciale, dont il tenait le manche horizontalement, et dont la largeur était de 8 millimètres.

Pour les autres plaies que nous avons appelées complexes, et qui ne sont que des lambeaux où la direction du couteau change au cours de l'exécution, il sera, de même, nécessaire de déprimer la partie médiane de l'incision, toutes les fois qu'il y a eu inclinaison positive, c'est-à-dire en avant, et que celle-ci a eu lieu assez tôt pour modifier d'une façon sensible l'axe du canal.

S'il s'agit de procédés où ce changement de plan est plus accentué, comme ceux de SCHULEK, PLEHN, MÜLLER, le temps d'expulsion se complique encore.

Voici comment SCHULEK décrit la troisième phase de son opération : « J'appuie sur la partie inférieure de la cornée, à l'aide d'une spatule de Daviel, pour que la plaie bâille, et que le cristallin, par une rotation lente, puisse passer par la pupille et se présenter à l'orifice. A ce moment, il me paraît avantageux de déprimer le bord supérieur de la plaie, ce que je fais à l'aide de la curette plate de WEBER ; peu à peu je m'avance de plus en plus, aidant l'iris à glisser derrière le cristallin ; arrivé au bord pupillaire, je reçois même sur ma curette les restes de la cataracte, ce qui

---

(1) E. v.-JÆGER, *loc. cit.*, p. 15.

me permet de les extraire avec beaucoup de sécurité, et les empêche de se cacher derrière l'iris. » C'est, comme on le voit, une véritable extraction. Plehn, qui ne pratiqua son opération qu'une fois, et avait fait une section plus étendue que Schulek, rapporte, cependant, qu'il n'eut pas recours à la curette ; il ajoute que son malade eut une iritis qui dura dix-huit jours, mais qui n'est pas attribuable au procédé opératoire.

Quoi qu'il en soit, nous sommes loin de l'issue spontanée idéale.

4. — Cicatrisation.

Les conditions dans lesquelles se fera la cicatrisation sont sous la dépendance de deux facteurs : le premier, dont nous avons déjà parlé, est le plus ou moins d'immobilité des deux surfaces de section l'une sur l'autre, la coaptation spontanée ; le second tient à la nature de ces surfaces, aux tissus qu'intéresse la tranche. Il variera suivant les diverses sections.

Alors que toutes les plaies pratiquement utilisables dans l'opération de la cataracte intéressent dans leur partie profonde la membrane de Descemet et l'épithélium de la chambre antérieure, dans leur partie moyenne elles comprendront, suivant leur situation, du tissu cornéen seul ou, à la fois, du tissu cornéen et du tissu scléral, en proportions variables ; enfin les lèvres superficielles seront, suivant les cas, formées par l'épithélium cornéen ou conjonctival.

Il faut ajouter encore les surfaces de section que donne la formation d'un lambeau conjonctival.

Passons rapidement en revue ce qui a été dit de la cicatrisation de ces divers tissus.

En première ligne, il convient de citer les expériences de

Ranvier (1) sur la cornée du lapin; elles sont trop connues des ophtalmologistes pour que nous les relations tout au long ; disons seulement que lorsqu'il s'agissait d'incisions au rasoir n'intéressant que le quart de l'épaisseur, la plaie était comblée en vingt-quatre heures par des cellules épithéliales. Celles-ci seraient dues, d'après von Wyss (2), à la multiplication des cellules; d'après Ranvier, au contraire, à un simple glissement, aux dépens de la deuxième couche (des cellules pavimenteuses), en même temps que les cellules à pied de la première couche, n'étant plus comprimées, changent de forme. Le revêtement, d'après lui, ne serait pas suractivé, mais diminuerait d'épaisseur (20 à 25μ au lieu de 40 à 50μ).

Cependant Neese (3) qui observa tant des plaies superficielles, comme Von Wyss et Ranvier, que des plaies pénétrantes, explique, et montre dans ses planches, qu'il rencontra des figures de karyokinèse sur toute la surface de la cornée, et aussi dans les deux bourrelets épithéliaux qui descendent dans la plaie.

Quoi qu'il en soit, les auteurs s'accordent pour dire que les sections peu profondes sont rapidement comblées par des cellules épithéliales qui séparent les tranches des lames cornéennes. Ce n'est que plus tard, que les cellules conjonctives poussent des pseudopodes vers la plaie, s'anastomosent avec les prolongements venus de la tranche opposée en contournant le fond du bouchon épithélial, et repoussent peu à peu celui-ci vers la surface où il s'exfolie, à mesure, jusqu'au retour à l'état normal.

Les cellules épithéliales dans leur descente s'arrêtent au premier obstacle mécanique. Dans les premiers cas envisagés,

---

(1) Ranvier, *Archives d'anatomie microscopique*, t. III, 1re partie, p. 44. 2e partie, p. 177, 1898.

(2) Von Wyss, *Archives de Virchow*, LXXIX, p. 24, 1877.

(3) E. Neese, Ueber das Verhalten der Epithels bei der Heilung von Linear. und Lanzenmesserwunden in der Hornhaut. *Archiv für Ophthalm.*, XXXII, 1, p. 1. 1887.

c'était le fond de la plaie ; si celle-ci est plus profonde, ce sera le point où les tranches sont restées en contact, ou bien elles n'ont pas le temps d'arriver aussi rapidement au fond, et les lames cornéennes restent en rapport par leur surface coupée : il se forme alors une cicatrice protoplasmique, due aux cellules conjonctives, qui unit directement les deux tranches et arrête l'immigration des cellules épithéliales ; elle repousse encore peu à peu celles-ci vers la surface.

Nous reproduisons, à ce propos, une préparation de cornée portant deux cicatrices. Il s'agit d'un vieillard opéré de cataracte et d'extraction de la membranule, à peu de temps d'intervalle, et mort quelques jours après la deuxième intervention. Sur la figure 26, la cicatrice inférieure est celle de la plaie à lambeau ; on voit qu'elle est déjà relativement ancienne, et très solide, alors que le bouchon épithélial n'est pas encore complètement repoussé : celui ci était très large, et probablement très profond en raison du bâillement de la grande plaie. La cicatrice supérieure provient d'une petite plaie à la lance, où la coaptation, comme nous l'avons vu (p. 103), est absolument idéale, et où le bâillement des lèvres superficielles se réduit à la rétraction par élasticité des tissus ; ici, le bouchon épithélial (un peu abîmé au cours du passage dans les alcools) était beaucoup moindre, ayant été arrêté par le contact entre les lames cornéennes. La cicatrisation est encore en pleine activité.

Enfin, si la plaie est pénétrante, il se produit toujours un certain degré de bâillement ; on rencontre encore, dans la région antérieure, l'éboulement épithélial, mais plus profondément un réticulum *fibrineux* (déjà vu par von Wyss.) Ces travées de fibrine se rétractent peu à peu ; au bout de quatre jours, les cellules conjonctives commencent à s'insinuer, et, au sixième jour, il n'existe plus que des fibres conjonctives entre-mêlées.

Pour ce qui est de la membrane de Descemet, sa cicatrisation a été étudiée par His et par Panas, qui blessèrent la cornée par

sa face profonde. L'humeur aqueuse vient gonfler les lames de
a cornée ; au bout de sept jours, l'épithélium recouvre complètement la plaie ; la membrane de Descemet manque encore. Celle-

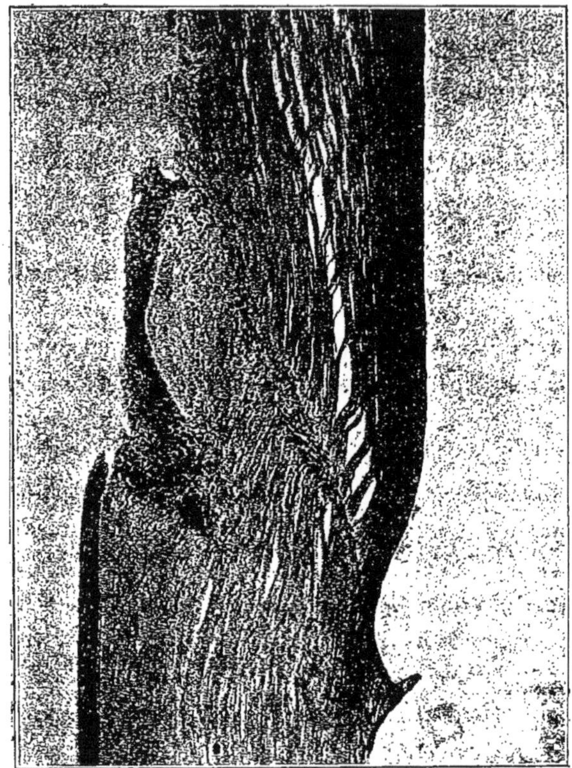

FIG. 26.

ci, qui est de formation endothéliale, se régénère peu à peu, mais
non par toute sa surface de section ; seule, la partie qui est en
contact avec les cellules s'avance, sous la forme d'une mince languette, et finit par se souder. « Au contraire, après les plaies
qui suivent l'opération de cataracte, la membrane de Descemet

est toujours englobée dans le tissu de cicatrice, et ne se régénère pas (1). »

Nous lisons dans Hocquard (2) que la plaie peut se diviser en deux parties : « A la superficie, la cicatrice s'établit en trois jours par prolifération cellulaire et néovascularisation de la couche épisclérale » (s'il s'agit de sections suffisamment périphériques). « Dans la profondeur, il faut de dix à douze jours pour l'organisation de l'exsudat interposé en une couche solide et mince de ciment amorphe qui soude bout à bout les lames cornéennes, sans l'interposition d'aucun élément figuré. »

En résumé, nous savons donc que la cimentation par la fibrine doit suffire pendant au moins soixante-douze heures à maintenir la fermeture provisoire ; or, elle dépend directement de la *largeur des surfaces en contact*. Panas, d'ailleurs, recommandait de faire la plaie la plus large possible ; la fibrine, d'autre part, provient du sang, et doit se produire plus rapidement, et en plus grande abondance, dans les régions vasculaires, c'est-à-dire sur une étendue d'autant plus grande que la plaie est plus périphérique.

Cela est si vrai que nous lisons dans Jacobson (3) : « Quand le point de ponction et de contre-ponction se trouvent exactement dans la limite cornéo-sclérale, le milieu du lambeau comprend habituellement *une petite tranche de sclérotique*, et est recouvert par une languette plus ou moins large de conjonctive. Cette partie moyenne se cicatrise en très peu de temps... Il en est tout autrement des segments latéraux du lambeau qui sont dépourvus de conjonctive ; il se produit toujours à leur niveau

(1) F. Terrien, *Archives d'ophtalmologie*, avril 1902.

(2) E. Hocquard, La plaie de la cornée dans l'opération de la cataracte, *Congrès de* 1900. Compte rendu de la section d'ophtalmologie, p. 278.

(3) J. Jacobson, Zur Lehre von der Cataractextraction mit Lappenschnitt. *Arch. für Ophthalmologie*, XI, 2, p. 176.

une forte hypérémie des vaisseaux qui aboutissent au limbe, et bientôt la cornée est le siège d'un trouble grisâtre sur une largeur de une demi-ligne à une ligne et demie. » Mettons que cette infiltration et cette hypérémie soient dues à une réaction de défense contre l'infection (nous sommes en 1865), il n'en reste pas moins que la partie cornéo-sclérale se ferme plus vite que les parties cornéennes pures.

Il est vrai de dire que les auteurs de cette époque ne sont pas d'accord, et quand les uns préconisent des plaies très cornéennes, et les autres, au contraire, des sections périphériques, ils s'appuient toujours sur la cicatrisation rapide et simple des blessures de la cornée pour les premiers, de la conjonctive pour les seconds.

Pour notre part, nous avons pu observer un très grand nombre d'opérés de cataracte tant à la clinique de M. Landolt, qu'à la salle Sainte-Agnès, à l'Hôtel-Dieu, et il nous paraît certain que la chambre antérieure mettait plus de temps à se rétablir dans tous les cas où la section était cornéenne; l'aspect de solidité de la plaie était toujours moins rassurant, et les malades restaient quelques jours de plus à l'hôpital.

La plaie la plus cornéenne que nous ayons rencontrée est celle d'une femme qui avait reçu un coup de ciseaux dans l'œil gauche. La cornée était fendue verticalement dans toute sa hauteur. La section n'était évidemment pas comparable à ce qu'eût pu produire une opération, elle était cependant rectiligne et assez nette. Le quatorzième jour il n'y avait encore aucune consolidation, les lèvres bâillaient à la moindre pression, et l'œil finit par prendre cet aspect « merlan et atrophié » que Daviel avait pu observer sur un opéré de Frère Côme (« ce moine »)(1).

En somme, la plaie la moins linéaire, et possédant la plus grande périphéricité compatible avec la protection de la zonule,

(1) Cité par de Wecker, *loc. cit.*, p. 229.

devrait donner les meilleures garanties de cicatrisation prompte : surfaces larges, riche vascularisation.

Or, il est un moyen de donner à une plaie d'ouverture donnée une surface de coaptation très grande; il suffit d'incliner en arrière le tranchant, *une fois la plaie profonde achevée;* on obtient alors un lambeau de conjonctive que l'on peut façonner à son gré.

Nous arrivons ainsi à la question du *lambeau conjonctival.*

En dehors des inconvénients qu'il peut présenter au cours de l'opération, et dont nous ne voulons pas nous occuper, il a été attaqué au point de vue de la cicatrisation. On a dit que le bouchon épithélial ne se formant plus au niveau des lèvres de la plaie cornéenne, celle-ci n'est maintenue que par le ciment de fibrine. Elle peut bâiller sous le lambeau, qui lui-même est soulevé par l'humeur aqueuse. Il faudrait, paraît-il, une pression moindre pour provoquer cet incident que lorsqu'il n'y a pas de lambeau conjonctival, et l'humeur aqueuse, maintenue sous celui-ci, maintient un bâillement plus long ; la réparation demande plus de temps, l'astigmatisme est plus grand.

Dans le cas d'une plaie ordinaire, l'humeur aqueuse s'écoule, l'équilibre se rétablit, et les lèvres s'affrontent de nouveau.

La chose fût-elle absolument exacte, qu'il faudrait encore en tirer une conclusion favorable au lambeau conjonctival : grâce à lui la chambre antérieure ne peut plus communiquer avec le dehors et est à l'abri de l'infection.

Il n'est pas certain, à côté de cela, que le lambeau se laisse si facilement décoller ; c'est aux dépens de la couche épisclérale que se forme la première cicatrisation, dit Hocquard ; or jamais, plus que dans le cas qui nous occupe, cette couche n'est mise à contribution ; les essais que nous avons faits chez le lapin nous ont donné une soudure très précoce de la face profonde du lambeau conjonctival, et de toutes les cicatrices de cataracte qu'il nous a été donné d'observer, une des plus belles est celle que nous reproduisons dans les figures 27, 28 et 29.

Le malade, un vieillard de Bicêtre, est mort vingt jours après

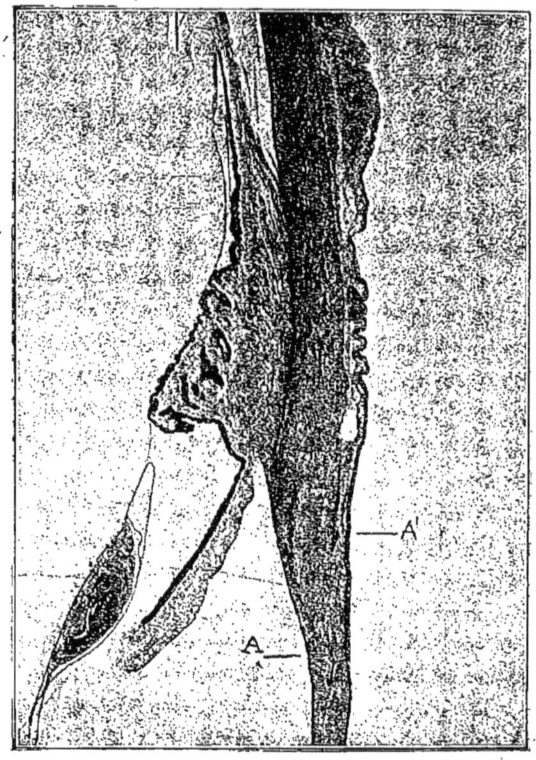

Fig. 27. — Gross : 15 d.

l'extraction : la cicatrice est idéale, et est recouverte par un lambeau conjonctival énorme. L'opération fut pratiquée par M. le docteur A. Poulard, chef de laboratoire à la Clinique ophtalmologique.

La première figure montre l'ensemble de la région intéressante : la plaie cornéenne s'étend de A à A'. La seconde montre le détail des deux surfaces parfaitement coaptées, la troisième, enfin, le passage de la plaie cornéenne à la plaie sous-conjonc-

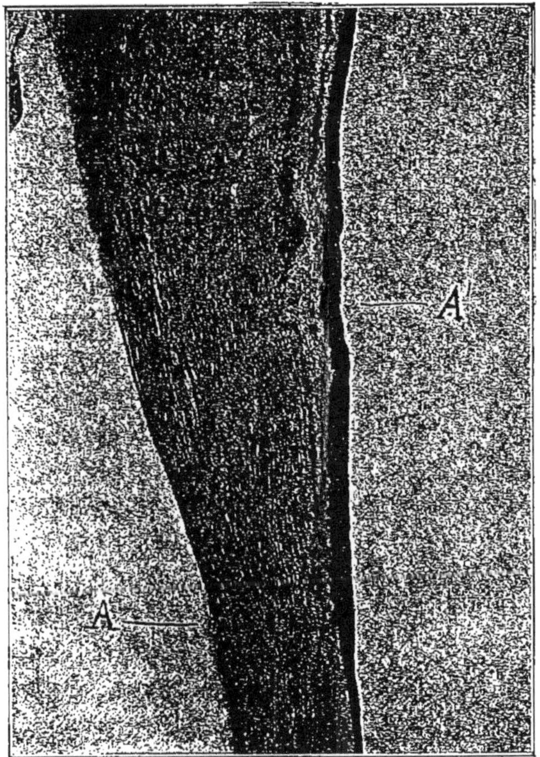

Fig. 28. — Gross : 45 d.

tivale ; le lambeau avait été rabattu sur la cornée, ce qui avait provoqué un léger décollement vers le bas et donne à la cicatrice sa forme en Y. Nous nous empressons d'exprimer ici toute notre reconnaissance à M. Poulard pour l'amabilité avec laquelle il a bien voulu mettre à notre disposition cette pièce intéressante.

Nous croyons que peu de plaies cornéennes eussent pu avoir un tel aspect si peu de temps après l'opération.

Il n'entre pas dans notre programme d'approfondir la cicatrisation en général, et les suites opératoires, tant au point de vue clinique qu'au point de vue anatomo-pathologique. Mais

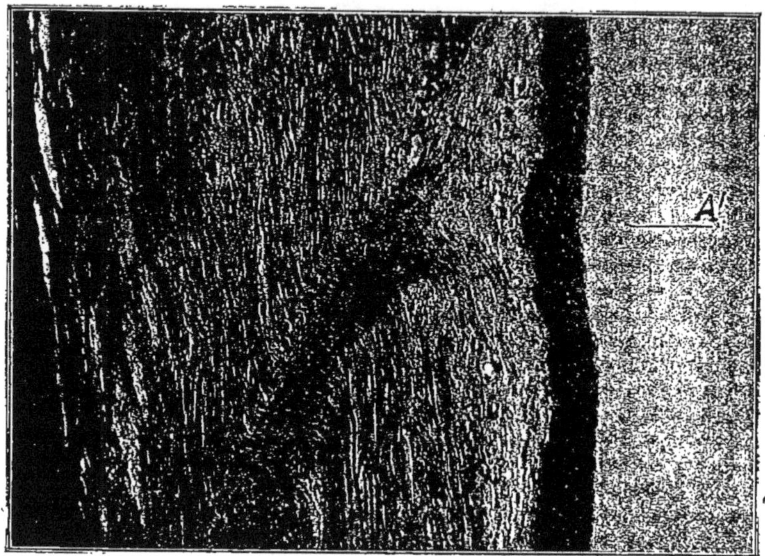

Fig. 29. — Gross. : 225 d.

tout en ne nous éloignant pas trop de notre sujet, voyons en quoi la plaie en elle-même peut avoir son influence sur les complications possibles.

L'irrégularité donne des points de moindre résistance où se feront les enclavements. Les cicatrices cystoïdes, dont Daviel (que nous citons p. 104) parlait déjà, ne se rencontrent jamais avec des plaies très franches. Il y a là une cause de retard considérable, et un danger d'infection sur lequel il est inutile d'insister

Les enclavements (nous avons étudié en quoi la forme de la
plaie peut les favoriser) font encore un obstacle considérable,
pour ainsi dire absolu, à une consolidation quelconque. L'iris,
entre les lèvres de la plaie, s'œdématie et augmente l'écarte-

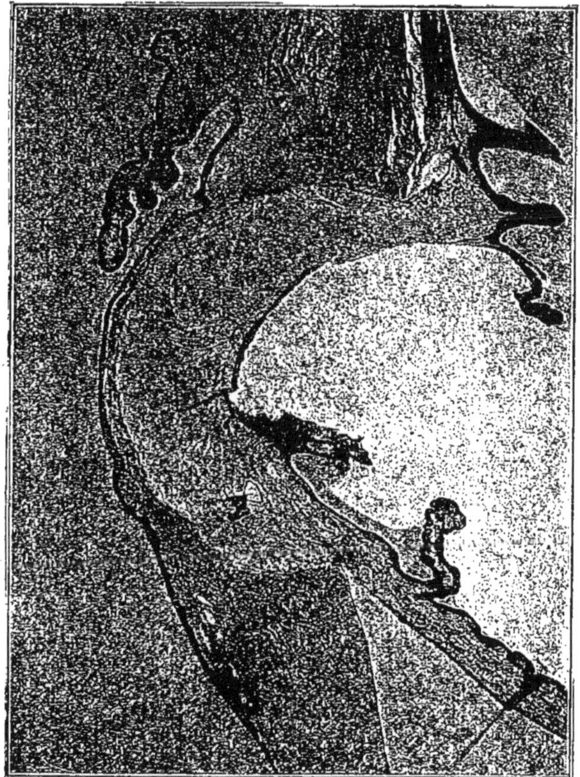

FIG. 30. — Gross. : 22 d.

ment, comme nous le donna l'un de nos lapins d'expérience
dont nous reproduisons le cas sur la figure 30. Il s'agit d'une
incision très périphérique, comme permet de le voir le grand
segment de tissu scléral du lambeau ; le prolapsus considé-

rable, qui est de règle chez l'animal qui se défend, fut laissé en place et les paupières fermées par un point de suture. Quatre jours après, l'épithélium recouvrait l'iris prolabé et se continuait sans interruption (1); mais il n'y avait, en somme, aucun espoir de solidité..

La *toilette de la plaie* est un temps dont l'importance est considérable; même lorsqu'on opère avec iridectomie, on n'est pas assuré d'avoir deux surfaces bien nettement en contact. M. de Lapersonne met toujours ses auditeurs en garde contre les enclavements qui ne se font qu'entre les lèvres profondes et ne se traduisent pas par un myocéphalon ; ils risquent de passer inaperçus si le chirurgien n'a pas présentes à l'esprit la conformation et l'étendue exacte du « canal de plaie » qu'il vient de produire; notre maître traite même d'euphémismes les dénominations d'« accoudement », d'« adhérence » qu'on emploie souvent en pareil cas. Le résultat obtenu chez un de nos lapins (n° IV) vient lui donner raison (fig. 31). Nous avions pratiqué une iridectomie très périphérique et nous l'avions laissé guérir sans nettoyer la plaie. Les lèvres superficielles (assez éloignées du limbe) paraissaient nettes et très bien en contact. L'œil fut énucléé le dixième jour. Du côté extérieur, la cicatrisation est absolument achevée ; profondément, au contraire, l'iris sépare considérablement les deux lèvres de la plaie, se soude à elles et s'oppose à toute réunion satisfaisante ; il suffit de se rendre compte de la distance qui sépare les deux extrémités de la membrane de Descemet. De plus, une traînée de pigment irien est enclavée dans presque toute l'étendue de la plaie.

Dans des cas de ce genre, les inconvénients sont l'astigmatisme considérable, le peu de solidité de la plaie qui reste sus-

---

(1) Sur la préparation que nous avons fait photographier, il n'en est pas tout à fait ainsi : c'est un accident de coupe. Nous l'avons choisie, cependant, à cause de la bonne différenciation du tissu scléral et du tissu cornéen dans le lambeau.

ceptible de céder; puis les tiraillements de l'iris par suite de la rétraction cicatricielle, avec les iridocyclites qui peuvent s'ensuivre; enfin les accidents glaucomateux.

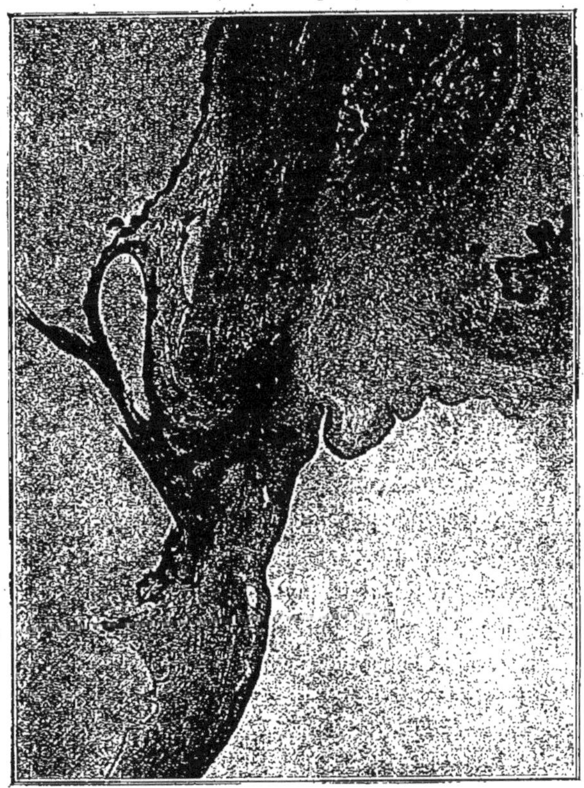

FIG. 31. — Gross.: 40 d.

A côté de ces enclavements iriens, il convient de faire une place aux enclavements de la capsule qui ne se traduisent souvent par rien de visible au moment do l'opération et peuvent causer des retards à la réunion, et des résultats moins parfaits. Eux se font dans la profondeur et peuvent passer inaperçus.

Il est évident qu'il faut faire avec soin la toilette de sa plaie;

or la chose est plus aisée dans une section régulière que lorsqu'elle est « rompue par plusieurs angles obtus », quand l'incision est simple, que quand elle est complexe : en particulier les angles de la plaie de de Græfe devaient très mal se prêter à cette manœuvre, et il est permis de supposer que bon nombre des enclavements, qui se faisaient à ce niveau, étaient des prolapsus primitifs non replacés (comme celui que nous figurons p. 105) et qui sous l'influence de la pression intra-oculaire, par l'intermédiaire de l'humeur aqueuse, donnaient les deux boutons noirs si disgracieux, si douloureux et si dangereux.

Jusqu'à la fin il est donc bon de ne pas oublier l'épaisseur de la coque oculaire qu'on a ouverte, et d'avoir présentes à l'esprit, derrière la ligne d'incision superficielle qui seule se montre à l'œil, la surface réelle de la plaie et la situation de la section profonde, si importante à tous les temps de l'opération.

5 — Astigmatisme post opératoire.

La cicatrice cornéenne créc toujours un astigmatisme plus ou moins considérable ; elle altère même, d'après CHIBRET (1), la courbure des deux méridiens de la cornée.

Il est très élevé au début quand les surfaces avivées sont séparées par le seul réticulum fibrineux, ou même par le tissu conjonctif jeune qui le remplace, et qui est également facile à distendre. L'observation a montré depuis longtemps qu'il diminue dans des proportions notables avec le temps.

Tous les examens de cicatrices récentes qui ont été faits ont permis de voir cet écartement ; M. Terrien, entre autres, en figure un très bel exemple dans son traité de chirurgie (2). Peu

(1) CHIBRET, Lois des déformations astigmatiques consécutives à l'opération de la cataracte. Compte rendu du *Congrès de la Société française d'ophtalmologie.* Séance du 27 avril 1886, p. 66.

(2) F. TERRIEN, *loc. cit.*, p. 163.

à peu les tissus se rétractent et la cicatrice définitive est beau
coup moins importante. Ces questions ont fait l'objet de nombreux travaux (Eg. Loring, Reuss, Woinow, Masson, etc., etc.).

Mais le rapprochement progressif des lèvres est certainement
sous la dépendance du plus ou moins de tendance de la plaie à
bâiller, de la nature des tissus intéressés, etc., et par conséquent,
en grande partie, des « caractéristiques » de la section qui
viennent de nous occuper.

Qu'il soit entravé par tout enclavement, cela est évident,
mais en dehors de toute complication, il doit y avoir — et la
remarque en a déjà été faite par M. Martin, de Bordeaux — un
astigmatisme variable selon le procédé employé.

La situation plus ou moins périphérique, déjà, de la section
aurait, selon C. Hess (1), une influence manifeste : plus le sommet du lambeau est périphérique, dit-il, moins l'astigmatisme
est considérable. Il serait plus grand, au contraire, pour les
plaies plus cornéennes. Et, de fait, nous venons de voir une
malade, dont les cicatrices étaient séparées du limbe par toute
la largeur d'un gérontoxon, et qui présentait, sept ans après
l'opération, un astigmatisme cornéen de $5^D,5$ à 6^D de chaque œil.

Pour avoir une valeur quelconque, ce chapitre devrait s'ap-
puyer sur un très grand nombre d'observations. Il conviendrait
de mesurer exactement, avant toute intervention, les rayons de
courbure de la cornée, et de revoir les mêmes yeux, après
l'extraction, à des intervalles plus ou moins grands, jusqu'à
l'état définitif, c'est-à-dire au moins six mois.

Nous comptons reprendre cette étude quelque jour, sous la
direction de nos maîtres, dont les malades nous offrent un si
vaste champ d'études, et dont les conseils éclairés nous permet-
tront de faire œuvre utile.

(1) C. Hess, Græfe-Sæmisch, *Handbuch*, etc., 2e édition, II, t. VI, ch. IX, p. 247.
1905.

CONCLUSIONS

Par suite de l'épaisseur des parois de l'œil, toute incision opératoire qui ouvre le globe produit une *plaie superficielle* et une *plaie profonde*, séparées par une *surface de section* qui possède une certaine largeur.

Trop souvent la première, la seule visible, a attiré toute l'attention ; elle a été décrite maintes fois, cependant ni sa forme ni sa situation ne donnent d'indications précises sur la plaie *profonde*, de beaucoup la plus intéressante, — cette dernière seule, en effet, ouvre véritablement l'œil, — ni sur le canal de la plaie, qui a une importance considérable pour l'achèvement et les suites de l'opération.

L'étude montre que :

La longueur (d'un angle à l'autre) de la plaie profonde diminue plus rapidement que celle de la plaie superficielle, quand celle-ci s'éloigne du diamètre de la calotte cornéenne. (Elle arrive, si l'on opère au couteau, à être nulle quand la plaie visible a encore environ 8 millimètres de long.)

La largeur de la tranche est extrêmement variable suivant l'orientation, par rapport au globe, du ou des plans dans lesquels elle est contenue :

Pour des points de ponction et de contre-ponction constants elle augmente à mesure qu'elle s'éloigne d'un plan de grand cercle.

Pour une orientation constante elle augmente, relativement à la plaie utile, à mesure que les points extrêmes s'approchent du pôle cornéen.

Les tissus intéressés par la tranche varient suivant la situation de celle-ci, la cornée étant enchâssée dans la sclérotique.

Dans la pratique, il y a lieu de tenir compte d'un certain nombre de moments qui viennent modifier les applications de la théorie : l'élasticité des parois, la largeur des lames, la qualité des pointes et des tranchants, les mouvements nécessaires à l'achèvement de la plaie, les changements dans la topographie de la chambre antérieure dus à l'écoulement de l'humeur aqueuse, etc.

Outre la rétraction par élasticité des tissus, dont l'effet est minime, deux forces tendent à faire bâiller les plaies : la tension générale du globe qui écarte les deux lèvres, et la poussée sur la face postérieure du lambeau, qui soulève celui-ci. Ce dernier effet diminue, évidemment, avec la hauteur du lambeau ; il est nul quand la plaie est comprise dans un plan de grand cercle. Le premier, au contraire, se fait sentir davantage dans ce cas, et devient négligeable quand il s'agit de plaies à lambeaux.

Afin que le cristallin n'ait pas à exécuter des mouvements trop étendus au moment de sa sortie, il importe que le canal de plaie soit contenu dans un plan très voisin du parallélisme avec l'iris.

L'étude anatomo-pathologique semble montrer que la surface de section la plus étendue et la moins cornéenne donne la cicatrisation précoce la plus solide, et les résultats optiques les meilleurs.

TABLE DES MATIÈRES

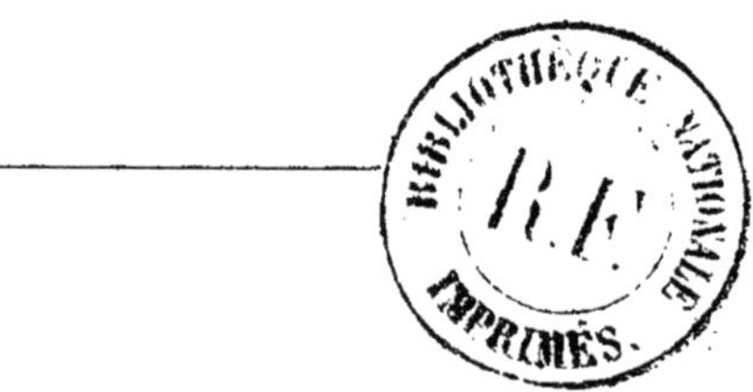

9 782019 281342